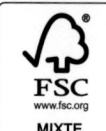

À Marie Guyon qui m'a fait « sentir » LA VIE pour la première fois et m'a tenu la main dans mes premiers pas.
À Denis qui savait trouver les mots simples, pour me faire comprendre ce qui me paraissait si compliqué. C'est lui qui m'a fait découvrir l'importance du Péricarde.
À Claude qui m'a toujours aidée, respectée et poussée dans ce chemin malgré toutes les difficultés, il était là avec sa grande générosité.
À Marta mon « maître » le plus dur, et mon aide incontestable.
À Oriol, Marc et Nina mes professeurs de Vie, pour leur amour et la patience qu'ils ont eu de supporter une mère "pas très normale".
À Davor pour ses dessins et son appui.
À Gloria et Aitor mes frères de coeur.

Gracias a la Vida, que me ha dado tanto
Me dió el corazón, que agita su marco
Cuando miro al bueno tan lejos del malo
Cuando miro el fruto del cerebro humano
Cuando miro el fondo de tus ojos claros.

Violeta Parra

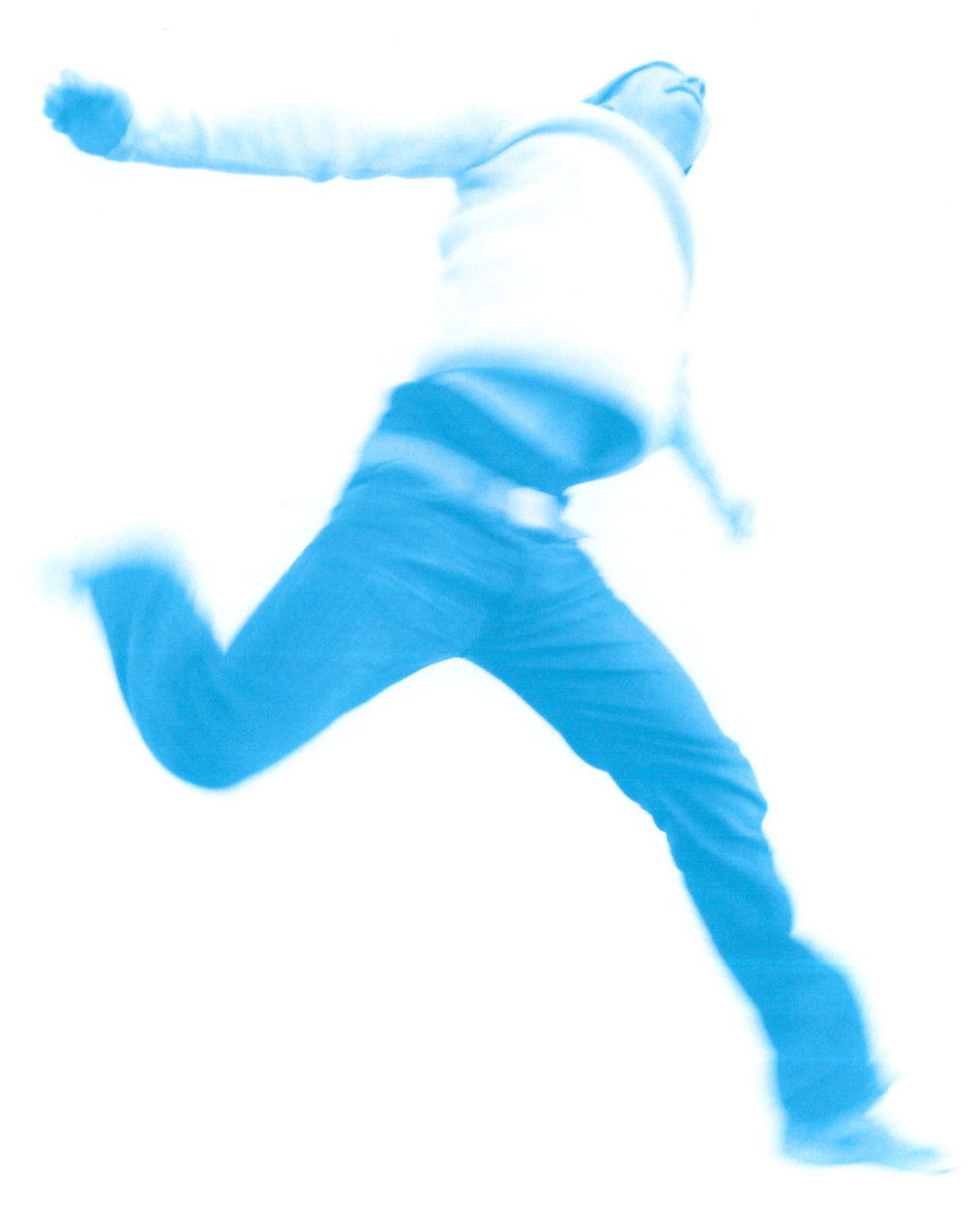

Vive le Péricarde Libre !

Vive la Vie !

Montserrat Gascón

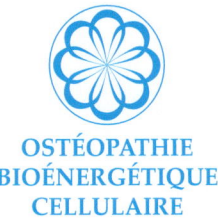

**OSTÉOPATHIE
BIOÉNERGÉTIQUE
CELLULAIRE**

Graphisme : Oriol Martínez Gascón

Introduction

Nous parlons souvent de LA VIE, des choses de LA VIE, de notre vie et surtout de celle des autres.
Parfois nous nous plaignons : LA VIE est dure, LA VIE est injuste, LA VIE est triste.
D'autres fois, nous disons: LA VIE est belle, pleine de surprises, de cadeaux.
Nous la rendons responsable de nos malheurs, de ce qui nous arrive, tout est de sa faute. Il faut bien trouver un coupable car c'est bien plus facile que de se poser les vraies questions :

- qu'est-ce que je fais de ma Vie ?
- que suis-je venu faire dans cette Vie ?
- quelle est ma mission dans la Vie ?
- comment je gère ma Vie ?

Tant qu'on trouve un coupable, tant que ce n'est pas ma faute, tant que je suis dans l'ignorance... je n'y peux rien !
Mais quand je me pose les vraies questions, quand j'ouvre ma conscience, alors je deviens responsable de ce qui m'arrive et ce n'est pas toujours facile.
Finies la tranquillité et la facilité pour avancer vers l'éveil et la plénitude !

00. Introduction

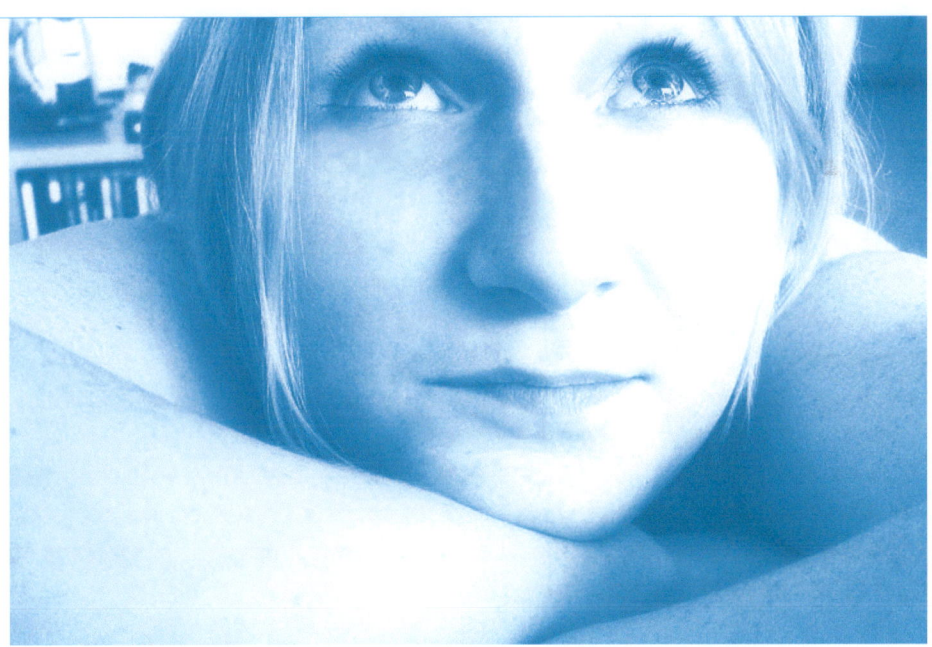

L'IGNORANCE ME DONNE LA TRANQUILLITÉ CAR ELLE M'ENLÈVE LA RESPONSABILITÉ.

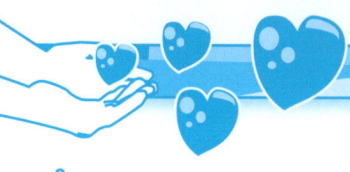

En réalité, même si nous parlons de LA VIE, même si nous écrivons sur elle, si nous y pensons, nous avons beaucoup de mal à la sentir ou plutôt à la ressentir.

J'ai eu l'immense privilège de rencontrer des gens sur mon chemin... de vie, qui m'ont appris à la sentir avec mes mains, avec mes sens, avec mon cœur, et il ne se passe pas un jour sans que je les remercie pour ce cadeau précieux qu'ils m'ont fait découvrir. Ou redécouvrir, car ces possibilités nous les avons tous à notre portée, bien qu'elles soient souvent endormies.

Dans ce livre, je partage mes expériences avec LA VIE de façon claire et simple, pour éveiller en vous l'envie d'y plonger. Car tout ce que je peux écrire n'a aucune valeur si vous n'en faites pas votre propre expérience.

LA VIE est pure émotion et une émotion il faut la vivre, la sentir vibrer en soi pour en ressentir son essence.

Je peux décrire avec mille mots la saveur d'une mangue, mais tant que vous n'y aurez pas goûté vous ne pourrez pas l'apprécier à sa juste valeur et la reconnaître quand vous en goûterez une autre, ni faire la différence avec d'autres mangues.

Toutefois avant de vous parler de la Vie, je vais vous raconter brièvement la mienne, pour vous permettre de mieux comprendre qui je suis, en sachant un peu d'où je viens :

Je m'appelle Montserrat. Normalement j'aurais du m'appeller Magdalena comme ma grand-mère qui était aussi ma marraine. Mais mon père en a decidé autrement et j'en suis contente. Je suis née un dimanche de mai 1953, l'ainée de dix enfants (actuellement de huit). D'abord j'ai voulu être institutrice : l'habitude de m'occuper des enfants devait naturellement m'avantager dans ce domaine. J'ai suivi des études à l'Ecole Normale de Barcelona. Lorsque quand je me suis rendue compte du peu d'autorité que j'avais sur les élèves, je me suis dit que ce n'était pas pour moi ; il fallait trouver autre chose.

00. Introduction

Le métier d'infirmière me plaisait. Ce qui me plut d'avantage c'est qu'il fallait être interne dans l'École d'Infirmières. Voilà une belle façon de prendre le large et d'échapper à mes responsabilités de grande sœur de huits enfants, rôle qui commençait à me peser sérieusement. J'avais envie de liberté et partir à Barcelone même si c'était en internat, cela représentait déjà un grand pas. J'avoue que ceci a beaucoup influencé le choix de ma vocation.

Après mes études, j'ai travaillé comme infirmière au service des Urgences en Traumatologie de l'hôpital de Vall d'Hebron, un grand centre hospitalier de Barcelone.

Très vite la Médecine qu'on y pratiquait m'a dévoilé ses limites. Cela m'a révoltée. En définitive c'était la medicine des maladies - pas des malades - et dans mon entourage personne ne se souciait de **LA SANTÉ**.

J'ai alors décidé d'être médecin, pour voir les choses d'une autre façon. Pour compredre ce qu'est **LA SANTÉ**.

Au cours de ma quatrième année de medecine et suite à un divorce particulièrement douloureux, j'ai quitté mon pays, mes études, mes amis, ma famille, et je suis partie avec mon fils qui n'avait pas encore trois ans, loin de tout et de tous pour vivre en paix.

C'est comme ça qu'à 25 ans, je me suis retrouvée en Afrique, seule avec mon fils Oriol. Sans argent, avec la rage au cœur et la paix dans l'âme.

Ce ne fût pas un chemin facile, mais riche en expériences. La plus forte a été celle de contacter ma force intérieure, de découvrir la puissance de ma volonté pour avancer dans les moments les plus difficiles.

C'est là où j'ai pu constater que l'état de santé de mon fils était directement lié à son état émotionnel. Lorsque j'étais encore avec son père, et que nous vivions dans une ambiance de disputes, bagarres et même de violence physique, Oriol était toujours malade, sujet à des pneumonies, des fièvres, des diarrhées perpétuelles, etc.

Dès notre départ, même si les conditions étaient dramatiques, il a changé : plus de diarrhées, ni de fièvres, ni de couches pour dormir !

Tout cela m'a confirmé ce que je pressentais déjà :
C'EST LE STRESS ÉMOTIONNEL QUI NOUS REND MALADES !

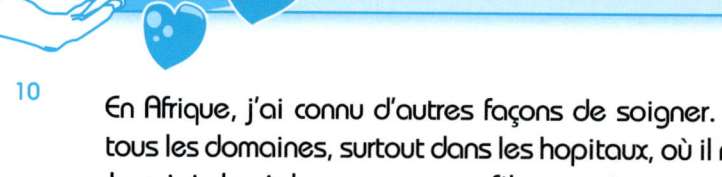

En Afrique, j'ai connu d'autres façons de soigner. Et aussi la misère dans tous les domaines, surtout dans les hopitaux, où il n'y avait quasiment rien. Je priais le ciel pour que mon fils ne soit pas malade et quand cela arrivait, mon changement d'attitude face à la maladie était déterminant face au processus de guérison.

Je ne pouvais pas me permettre de tomber malade, ni pour moi, ni pour lui, car la situation médicale dans le pays était si désesperée, que le remède aurait été bien pire que la maladie. Alors quand on avait la fièvre, la diarrhée, ou mal au ventre, on restait au lit tous les deux à se câliner et à rigoler en attendant que le mal passe. Et il passait...

Après avoir vécu en Algérie, en Tunisie et au Mali, LA VIE m'a emmenée au Vénézuela, où j'ai eu mon deuxième enfant, Marc. A trois mois, il a failli mourir « grâce » et à la suite de vaccins obligatoires. Il a contracté une laryngite striduleuse grave, qui a nécessité dix jours d'hospitalisation en soins intensifs.

J'ai dit « grâce » aux vaccins, car c'est bien grâce à eux que j'ai découvert l'homéopathie et les médecines naturelles. Ce fut le début d'une autre façon de voir la maladie, et surtout LA SANTÉ. Bien entendu, l'impact émotionnel et ses répercussions sur notre santé m'intriguaient toujours. C'est alors que j'ai lu un livre de morphopsychologie qui m'a tellement emballée, que je me suis formée comme professeur, entre Paris et Nantes, avec Carleen Binet, membre de la Société Française de Morphopsychologie du Dr. Louis Corman. Cela fut ma première rencontre consciente avec LA VIE. J'ai découvert de quelle manière cette force modèle, surtout notre visage, selon son expansion ou son blocage à l'intérieur de notre corps.

Mais ma vraie rencontre avec LA VIE eut lieu peu après la naissance de ma fille Nina, à Dijon. Suite à un accouchement très long et difficile, elle est née avec un pied tordu. Je suis allée voir une ostéopathe. Quand je vis travailler Marie Guyon sur ma fille, avec tant d'amour, de respect, de concentration, en la touchant à peine, sans manipuler son pied... Je fus émerveillée. Après vingt ans d'expérience dans les hôpitaux, c'était la première fois que je voyais une personne soigner avec autant de tendresse et de dévouement.

Voilà mon chemin, je serai OSTÉOPATHE !

00. Introduction

Encore six années d'études ! Mais quand on aime, on ne compte pas... Pendant les études, j'ai réalisé que malheureusement, ce qui m'avait tant émerveillé chez Marie ne s'apprenait plus dans les écoles. Elle m'a enseigné à **SENTIR LA VIE**, et pas un jour ne passe sans que je ne la remercie pour ce cadeau. La pratique quotidienne m'a ensuite ouvert tous les sens et développé mon intuition.

De grands professeurs, inconnus des universités, ont jalonné mon chemin : mes enfants – mes véritables enseignants de **LA VIE**.

Oriol m'a appris à écouter mon cœur, à aller au bout de mes désirs profonds et à avoir le courage de mes opinions malgré les difficultés et la solitude. Avec lui, j'ai développé la volonté, ainsi que le détachement de tout ce qui est matériel. Nous n'avions rien et il ne nous manquait rien, puisque nous étions ensemble. C'était le bonheur, tout simplement.

Marc m'a enseigné la tendresse, la douceur. « Grâce » à ses maladies, j'ai découvert d'autres façons de soigner. J'étais infirmière dans des hôpitaux ou des cliniques, et je ne connaissais rien d'autre que la médecine officielle. Sa grave réaction post-vaccinale m'a permis de voir le système de « santé » sous un autre angle, et d'intégrer vraiment : « que ne soit pas pire le remède que la maladie » ; c'est ainsi que j'ai découvert l'homéopathie et les médecines douces.

Nina m'a apporté la clarté, car avec elle on ne triche pas. C'est elle qui m'a mis en contact avec l'ostéopathie et qui me pousse à suivre mon chemin. C'est la lumière.

Puis Marta, ma petite sœur, ma cadette de vingt ans :

Elle a été le maître le plus dur qui m'ait été envoyé jusqu'à présent. Marta souffrait de convulsions épileptiques depuis l'âge de deux ans. Les médecins avaient diagnostiqué une maladie rare, dégénérative, incurable, avec un espoir de vie s'arrêtant à l'adolescence. Marta est née bien après mon départ de la maison, et je n'ai pas eu beaucoup de contact journalier avec elle. Pendant cette période, je continuais mes périples par l'Afrique, le Vénézuela, la France, la Martinique...

A cette époque, j'habitais à Dijon avec Claude, le père de Nina, et les enfants. Nous sommes allés passer les vacances à Barcelone et retrouver la famille, comme presque tous les étés. Cette fois-ci, Marta n'allait pas bien, ou peut-être est-ce la première fois que je me suis vraiment rendu compte de son état.

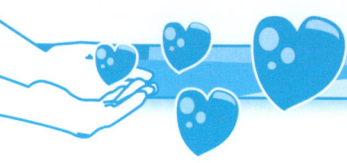

Elle prenait six médicaments différents par jour pour ses convulsions, sans compter les autres, pour pallier aux effets secondaires : antibiotiques, inhalateurs à la cortisone, même des contraceptifs pour qu'elle ait des règles « normales »... une vraie pharmacie ambulante, et un être humain complètement anéanti.

Mon intuition me disait que le diagnostic était faux et que la majorité de ses symptômes étaient dus aux médicaments qu'elle prenait depuis presque 20 ans. Au début, je n'avais rien pour étayer ce que je ressentais si clairement au fond de mon cœur. Il n'y avait qu'une façon de le prouver, c'était d'aller jusqu'au bout de mon intuition et de la prendre avec moi, c'est-à-dire chez nous.

Claude a accepté avec son grand cœur et la générosité qui le caractérisent, et Marta est venue vivre avec nous pendant presque 8 ans. La décision ne fut pas simple, car nous avions les trois enfants et Nina avait à peine 2 ans. L'état de Marta n'était pas facile à gérer avec ses crises convulsives : elle avait besoin de beaucoup d'attention. Loin de ma famille, j'avais mon travail et je suivais mes études d'ostéopathie à Lyon. J'ai pu aller au bout de mes convictions profondes avec l'aide inestimable de Claude. J'essayais de comprendre le pourquoi de la maladie de Marta à tous les niveaux : énergétique, émotionnel, familial... tout en lui enlevant doucement les médicaments et en l'aidant dans ses crises de privation, provoquées à chaque fois qu'on diminuait la dose de ces drogues qu'elle prenait depuis tant d'années.

J'ai découvert la profondeur de l'ostéopathie, de la médecine ayur-védique, de la bio-généalogie avec Gérard Athias, de la psychomagie de Jodorowsky. Je l'ai emmenée voir de grands professeurs et médecins, des ostéopathes, un exorciste, des guérisseurs... Tous ceux qui pouvaient nous aider.

J'ai découvert la médecine ayur-védique avec le professeur Philippe Gallois. Ce docteur neurophysiologiste, professeur à l'Université Catholique de Lille, m'a tout de suite inspiré un énorme respect et beaucoup de sympathie. Son humanité, son ouverture d'esprit, ses qualités professionnelles et son écoute m'ont tout de suite plus et mis en confiance pour faire équipe avec lui dans le suivi de Marta. Cela m'a beaucoup aidée, tant à titre personnel que dans ma pratique thérapeutique.

Grâce à cette étroite collaboration, nous avons pu supprimer, non sans peine, et très progressivement, toute la médication. Cela nous a pris cinq ans !

Le changement fut spectaculaire : Marta vivait, vibrait, rigolait, et pleurait aussi car ce ne fut pas facile d'enlever toutes ces drogues et ses addictions. Mais j'y croyais vraiment et elle aussi.

Son état de santé physique et psychique s'améliorait et ses convulsions devenaient de plus en plus sporadiques. Son corps, son caractère, sa vie nouvelle n'avaient plus rien à voir avec la Marta d'avant. Et puisqu'elle habitait chez moi, je pouvais la suivre de près et l'accompagner pendant ces huit ans de désintoxication, d'espoir et de renouvellement.

Marta avait été diagnostiquée, atteinte de la maladie de Reklinhausen et condamnée à mourir à l'adolescence.

Enlever de sa mémoire et de la mémoire familiale cette condamnation, due à une erreur de diagnostic, fut difficile.

Enlever tous ces médicaments et supporter les crises de privation que cela entraînait, fut extrêmement dur pour elle et pour nous.

Mais avec beaucoup d'amour, de foi, de patience et de bonne humeur nous y sommes arrivés.

Je lui disais :

« Marta, tu verras, quand tu auras 30 ans tu seras normale ! »

Et nous avons réussi, elle ne prenait plus rien ! De plus, pendant les trois derniers mois de son séjour à la maison, elle n'avait plus qu'une convulsion par mois ! C'était super !

A 28 ans, elle est allée vivre à Madrid, dans un centre destiné à des adultes handicapés, physiques ou psychiques. Pour la première fois elle se séparait de la famille. Elle était partagée entre la joie de devenir indépendante comme ses autres frères, et la peur de la séparation, après avoir été tellement accrochée à la famille, une si grande famille ! Elle avait des jours meilleurs que d'autres, mais était contente d'avoir fait ce pas et de se trouver en société. Elle était heureuse de faire partie du groupe, dans cet environnement où chaque personne en difficulté reçoit l'aide qui lui permette de développer ses capacités, et où tous apprennent à s'entraider.

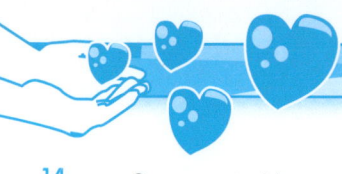

Pour moi c'était une belle victoire : je suis allée au bout de mes convictions envers et contre beaucoup de personnes -pas seulement du corps médical- aussi contre ma propre famille. Voilà le résultat : enfin, nous avions réussi ! J'étais fière de moi.

MAIS... trois mois avant ses trente ans, Marta décida de partir, un soir après avoir fêté un anniversaire où elle avait ri et dansé, comme elle aimait tant le faire. Cette nuit-là elle ne voulut pas dormir dans son lit, elle qui avait toujours si peur du noir et de dormir seule. Elle choisit une chambre qui se trouvait au fond d'une autre pièce, ferma la porte et éteignit la lumière. La monitrice ne comprit pas, mais Marta était si bien... en plus, elle la rassura : « ne t'inquiète pas, tout va bien ». Le lendemain, Marta ne se réveilla pas... elle était partie vers la lumière et la paix. Elle l'avait bien mérité.

Et moi là dedans ? Elle n'a pas pensé à moi ?
Tant de fois elle aurait pu mourir au milieu de n'importe laquelle de ses terribles convulsions, dans ses chutes sur la tête... et puis non.
C'est là, à ce moment-là, quand le pire était passé : quand nous vîmes enfin le bout des épreuves, qu'elle décida de partir. Quel coup pour moi ! Marta m'a donné là l'opportunité de comprendre une immense réalité : souvent dans mon travail, je voulais sauver le monde, sauver les autres à tout prix. A tout prix pour qui ? Pour les autres ?... Ou bien pour moi ? Pour me dire à quel point j'étais quelqu'un de bien, quelle belle réussite, j'avais eu raison, c'était moi la plus forte...
Je compris qu'être thérapeute, c'est se mettre au service de **LA VIE**, et la respecter. Cela veut dire aider les autres dans leur Chemin de Vie, pour qu'ils fassent ce qu'ils ont à faire, bien au delà de nos souhaits et de nos attentes.

Marta est mon maître de **LA VIE** et de la Mort. Elle avait fini sa mission, qui avait été difficile à vivre pour elle, mais pas stérile pour autant. Depuis le début de ce travail avec Marta, j'avais tout noté, tout : les modifications physiques, psychiques, les différents types de convulsions selon le médicament que nous avions supprimé, les changements après chaque traitement, etc.

Je voulais faire mon mémoire d'études d'Ostéopathie sur le traitement des convulsions épileptiques par l'Ostéopathie en prenant comme référence le cas de Marta. C'était aussi un témoignage profond qui pouvait donner de l'espoir à tant de parents qui ont des enfants dans la même situation.

MAIS... un seul cas n'est pas suffisant sur le plan statistique, et ils me l'ont refusé ! ! !
Après une grande colère, je me suis calmée et j'ai décidé de faire quelque chose de facile, rapide et d'en finir une fois pour toutes. Alors, le sujet de mon mémoire fut :

« ÉMOTIONS, PERICARDE ET PREMIÈRE CÔTE ».

Cela m'a été refusé aussi : il fallait changer le titre, car le jury national n'aimait pas entendre parler des émotions en lien avec l'ostéopathie !
Je me suis encore offert une deuxième belle colère qui ne m'a pas fait de bien sur le moment, et qui a eu pour effet de me pousser à fond dans mes recherches sur les émotions.
Pour ne pas froisser le jury, et pour oublier l'école et tout le système, j'ai modifié le titre, qui est devenu :

« LES RELATIONS DU PERICARDE ET LE MEMBRE SUPERIEUR ».

MAIS... en touchant au **PERICARDE**, je ne savais pas où je mettais le nez ! Au fur et à mesure que j'avançais, je découvrais son importance à tous les niveaux et sur tous les systèmes.

Bref, j'ai vu et j'ai SU que le Péricarde,
c'était vraiment le COEUR DE NOTRE VIE et de notre Santé.

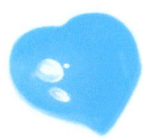

La vie

Chapitre 1.

1.1 Qu'est-ce que la VIE ?

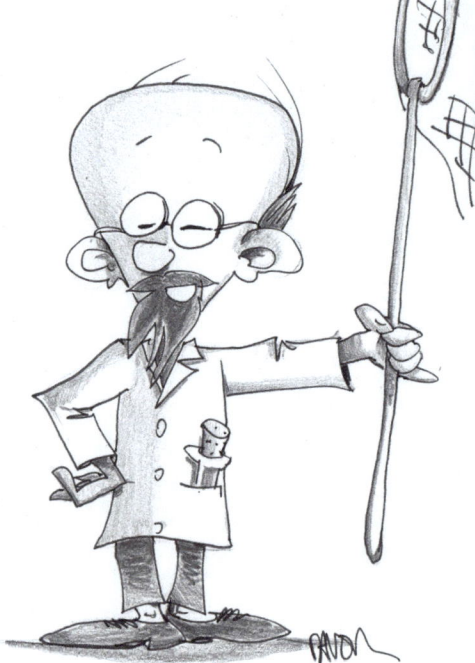

LA VIE est quelque chose de si simple, de si beau, de si essentiel et de si présent.
LA VIE est en nous, autour de nous et entre nous.
Si nous n'étions rien qu'un petit peu plus attentifs, nous pourrions la sentir vibrer, bouger, danser dans nos cellules, dans nos organes, dans notre corps.
Nous pourrions la sentir entre nos mains, autour de nous, la voir scintiller, virevolter parmi nous.

Mais au lieu de cela, depuis des siècles, nous essayons en vain de l'attraper…
…pour la mesurer, la peser, l'analyser et en faire toutes ces choses si compliquées dont les scientifiques ont le secret.
C'est pourquoi personne n'a pas encore réussi à en attraper, même un tout petit bout. Puisque tous les phénomènes qui ne peuvent être mesurés, catalogués, étiquetés ou reproduits en laboratoire n'existent pas, la conclusion scientifique serait-elle :

LA VIE n'existe pas ? !

NOUS VOILÀ BIEN

Imaginez-vous que tout d'un coup les poissons perdent la bulle, pardon la boule, et qu'ils commencent aussi à se poser des questions hautement philosophiques du style :

Qu'est-ce l'eau ?
Existe-t-elle vraiment ?

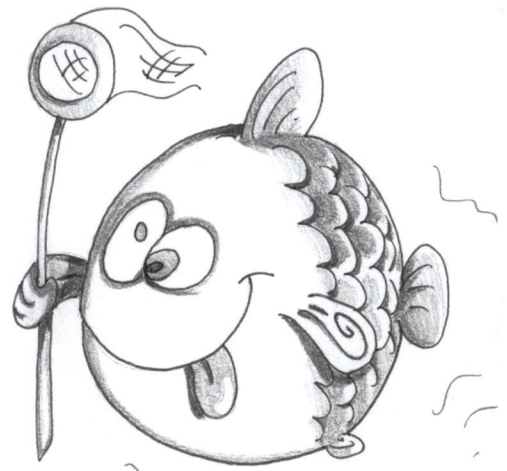

Eh oui, LA VIE, on en voit les conséquences :
Quand nous sommes en vie… ça bouge.
Quand ça ne bouge pas nous sommes morts…
Alors, il n'y a plus de Vie ?
Et comme d'habitude, nous nous leurrons en prenant l'effet pour la cause, le symptôme pour la maladie, les conséquences pour l'essence.
A l'origine, nous sommes des êtres de lumière, spirituels, issus de ce Grand Tout, de cette Pure Intelligence, de cette Énergie, de cette Vibration si élevée qui remplit l'espace infini, bien avant que la matière n'existe.
On peut l'appeler Vie, Essence, Dieu… Nous sommes tous Dieu, car issus de cette Essence Divine qui remplit chacune de nos cellules…
Le problème est que nous l'avons oublié.
C'est cette Intelligence de **LA VIE** qui, en s'organisant, a créé la Pensée.

LA CRÉATION PERMET D'EXPERIMENTER LA VIE SOUS TOUTES SES FORMES

Tous les éléments de La Création ont leur raison d'être.
Tous sont remplis de la même essence.
C'est l'expression de cette essence qui change selon le corps physique utilisé.

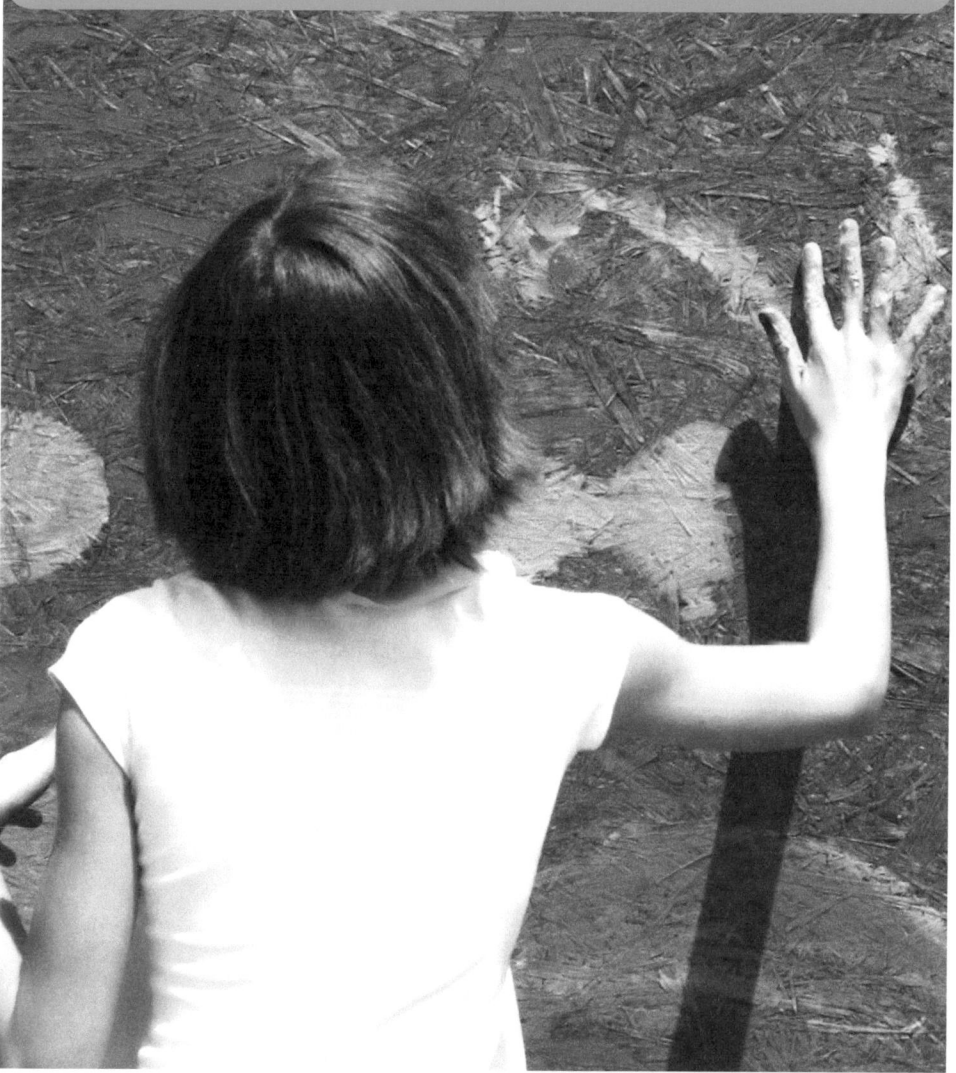

*Pour clarifier ces concepts lire mon dernier livre : Le Secret du Coeur.

01. La Vie

La Pensée est à la source de la Création pour que LA VIE puisse être expérimentée à travers d'autres vibrations.
Grâce au pouvoir illimité de La Pensée, ces vibrations infinies ont donné lieu à l'Univers avec toutes ses merveilles, avec toutes les expressions de LA VIE.

Comme je le disais, nous sommes, à l'origine, des Êtres de Lumière spirituels, dotés d'une vibration très élevée. Au moment de notre incarnation, lorsque nous intégrons notre corps physique, cette vibration devient plus basse, formant ainsi notre Âme, qui est entourée de notre esprit.

L'esprit gère nos pensées
L'Âme gère nos émotions et notre système hormonal.

C'est l'Âme qui nous permet de créer. Elle se trouve à l'intérieur de notre esprit, elle modèle notre corps et nous permet de ressentir l'émotion de la pensée et d'en garder la mémoire.
C'est grâce à notre âme que nous sommes ce que nous sommes, car elle garde la mémoire émotionnelle de toute notre histoire.

Notre corps physique n'est que la cristallisation de notre corps de lumière spirituelle, rempli de notre âme, laquelle utilise ce corps pour poursuivre son chemin de Vie.
Les scientifiques ont découvert que la matière est entourée de lumière, et que la matière est une forme de lumière dont la fréquence vibratoire est ralentie ou abaissée.

LA VIE est cette énergie, cette vibration, qui remplit chacune de nos cellules et les anime ; elle est intimement liée à notre âme.
La force de Vie fait le lien entre notre corps physique et notre âme, c'est la façon dont l'Âme s'exprime.

Etymologiquement Âme vient d' ANIMA : qui anime.

LA VIE est un « continuum » qui n'a pas de début ni de fin, où se nourrit tout ce qui est vivant, elle crée et relie tous les êtres vivants quelle que soit leur nature : la terre, les plantes, les animaux, les êtres humains : tous sont issus de la même source.

Pour les civilisations primitives et celles qui ont gardé le bon sens, cette vérité est tellement logique !

Pour notre civilisation il a fallu beaucoup de siècles d'études et de recherches scientifiques, pour en arriver actuellement, avec la Physique Quantique, à démontrer qu'il n'y a pas de limite entre la matière et la non-matière.

Et ces concepts restent encore très obscurs pour le commun des mortels !

LA VIE EST SACRÉE !

C'est la libre et fluide circulation de LA VIE qui fait que :
- la cellule est en bonne santé,
- les viscères sont en bonne santé,
- la personne est en bonne santé,
- tous les êtres vivants qui l'entourent sont en bonne santé,
- la bonne santé de l'être humain aura des répercussions sur la santé de la commune où il habite, la ville, le pays, et l'Univers par extension.

Nous n'avons pas le droit de bloquer, de gêner ou de perturber la libre circulation de LA VIE, notre source de santé à tous :
- pour notre bien,
- pour le bien et le respect de ceux qui nous entourent,
- pour le bien et le respect de notre société,
- pour le bien et le respect de notre pays,
- pour le bien et le respect de la Terre et de tous les êtres vivants qui nous accompagnent et nous nourrissent,
- pour le bien et le respect de l'Univers qui nous accueille.

01. La Vie

Quand l'Homme s'ampute de ses Sens, de ses possibilités de perception illimitées et qu'il ne lui reste que son cerveau pour fonctionner, la réalité qui l'entoure perd pour lui son parfum, sa musique, sa saveur, sa texture, ses couleurs et ses formes subtiles : en réalité, tout ce qui lui est propre, son essence profonde et naturelle.

Cet état peut être comparé à un récepteur radio captant mille fréquences différentes, qui serait subitement déconnecté et ne pourrait plus en capter que trois. Et nous aurions de surcroît la conviction qu'il n'existe que trois émetteurs !

LA VIE circule à l'intérieur de chaque cellule, de chaque être vivant… Et aussi entre les cellules, entre les êtres vivants, et parmi tous les êtres vivants.

1.2 L'eau, source de VIE

Nous savons que tous les éléments vivants se nourrissent d'eau, et ils sont constitués en grande partie d'eau.

L'homme, les animaux, les plantes, même les pierres. Nous prenons l'eau qu'il nous faut pour nous nourrir, nous nettoyer, nous reproduire, pour faire des fruits.

Celle dont nous n'avons plus l'utilité, nous la renvoyons à la nature, qui s'occupera de la transformer pour être à nouveau utilisée.

L'eau qui m'a nourrie et qui a formé partie intégrante de moi, sera demain partie intégrante d'un arbre, alors qu'hier elle était partie d'un chat ou d'un poisson.

Donc ...
JE suis la terre
JE suis l'eau
JE suis l'arbre, la feuille, la plante, la fleur
JE suis l'animal.

Si nous pensons à la mémoire illimitée de l'eau, nous devons nous poser les vraies questions sur nos propres limites.

Je vous encourage vivement à lire le livre La Mémoire de l'eau, du Dr. Masaru Emoto. C'est une pure merveille et d'une évidence accablante.

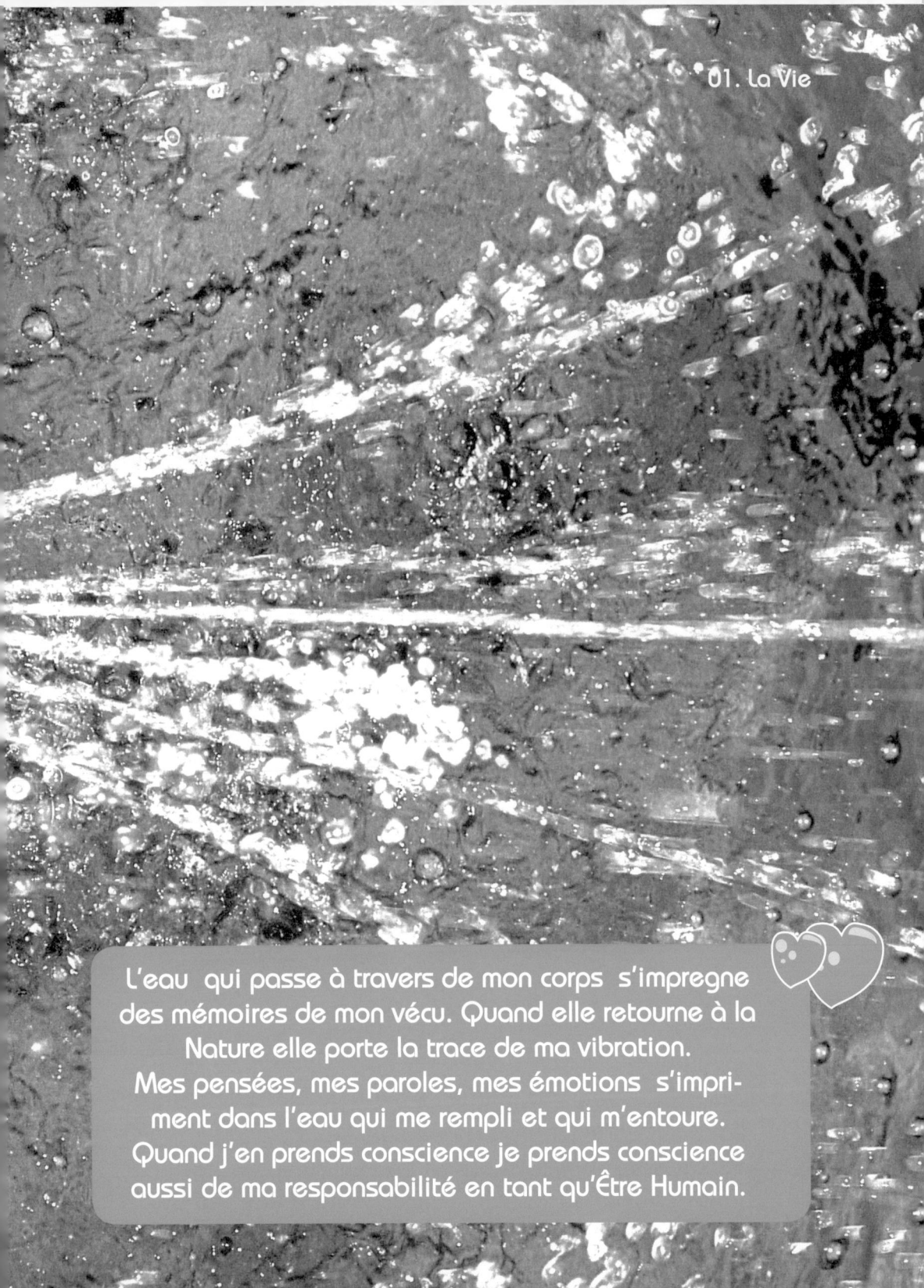

01. La Vie

L'eau qui passe à travers de mon corps s'impregne des mémoires de mon vécu. Quand elle retourne à la Nature elle porte la trace de ma vibration.
Mes pensées, mes paroles, mes émotions s'impriment dans l'eau qui me rempli et qui m'entoure.
Quand j'en prends conscience je prends conscience aussi de ma responsabilité en tant qu'Être Humain.

1.3 Le mouvement de la VIE

Comme j'ai déjà dit, LA VIE est mouvement.

Je ne vais pas rentrer dans des explications théoriques de physique moléculaire ou autre, car je n'y connais rien, mais dans la simplicité de ma pratique au quotidien.

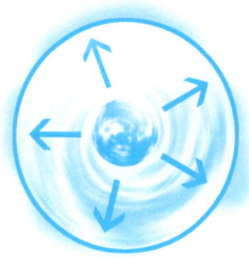

LA VIE est mouvement. La différence entre une cellule vivante et une morte, c'est qu'une bouge et respire, et l'autre pas.

La pulsion de Vie va du centre à la périphérie. C'est une force d'expansion, de croissance, de communication dirigée vers l'extérieur, vers les autres. Cette force de Vie crée un mouvement qui n'est pas linéaire. Il va en spirale, du centre à la périphérie, et dans tous les plans de l'espace.

Ce mouvement, quand la force de Vie est parfaite, forme une « lemniscate », le symbole du mouvement infini.

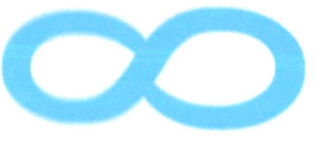

Lemniscate.

LEMNISCATE en géométrie :
courbe plane, ensemble des points dont le produit des distances à deux points fixes est constant.

01. La Vie

LA VIE ne bouge pas que sur un plan,
elle bouge sur tous les plans de l'espace.

Dans ce cas la lemniscate se fait en volume, la pulsion de Vie étant génératrice de ce mouvement perpétuel au centre de tous les éléments vivants, du plus petit au plus grand, sans exception.
Chaque atome a son mouvement spécifique, chaque cellule le sien, chaque organe le sien, et finalement notre corps, globalement, a son mouvement aussi.
Ce qui est logique, puisque si chaque élément de notre corps bouge, il est dans l'ordre des choses que notre corps bouge aussi.
Ce mouvement est comme une respiration qui n'a rien à voir avec la respiration pulmonaire. C'est une respiration cellulaire qu'on peut observer en laboratoire.
Si on prend des cellules vivantes et qu'on les observe au microscope, on les voit bouger, se gonfler et se dégonfler légèrement, se déplacer, se reproduire, etc.

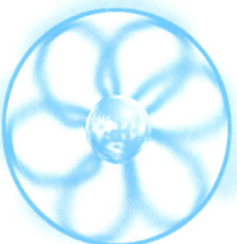

La fleur de vie.

Le mouvement de LA VIE a sa STRUCTURE bien définie

UNE DIRECTION : comme nous l'avons vu, la pulsion de Vie va toujours du centre vers la périphérie.

UNE AMPLITUDE : qui nous renseigne sur la Vitalité, sur l'expansion de LA VIE, sur l'expression de l'âme.
Plus l'amplitude est grande, plus la cellule vibre. Plus elle échange avec l'extérieur. L'amplitude montre la vitalité de la cellule.

UN RYTHME : qui correspond à cette respiration cellulaire. La cellule se dilate, et cette dilatation s'accompagne d'une légère rétraction. Le rythme est personnel et spécifique à chaque être vivant. Il faut le respecter. Il oscille entre 10 et 14 « respirations » par minute (qui n'ont rien à voir avec la respiration pulmonaire).

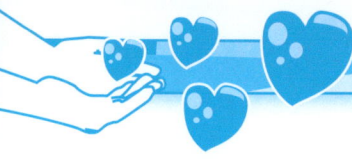

D'autres facteurs ont de l'influence sur le mouvement de LA VIE, je dirais plutôt sur la direction de ce mouvement.
- La gravité de la terre : notre corps est plein d'ions positifs et négatifs qui s'organisent à l'intérieur et à l'extérieur de la membrane cellulaire pour permettre les échanges.
Nous fonctionnons de façon électrique et magnétique.

La force de gravité de la Terre nous permet de rester debout, de ne pas nous envoler.

- LE CŒUR, avec ses pulsations, ses battements qui se transmettent partout dans le corps, éveillant et stimulant chaque cellule.
De la même manière que la force de Vie des cellules va du centre à la périphérie, le mouvement du corps part du centre vers la périphérie.

Et dans le centre de notre corps se trouve notre CŒUR.

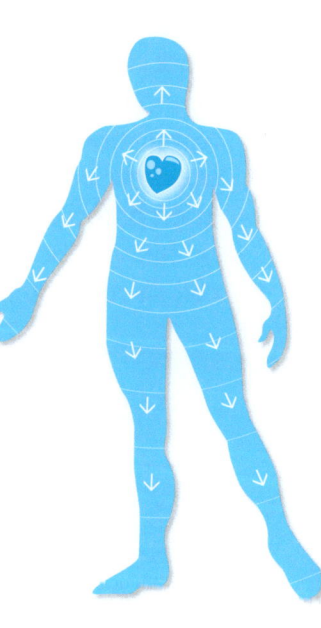

Nous avons du mal à voir l'électricité, et une fois que nous l'avons touchée, impossible de l'oublier !
LA VIE, c'est ainsi : quand nous l'avons touchée, quand nous l'avons sentie, nous ne pouvons plus nous en passer !
Le mouvement de LA VIE, ce n'est pas quelque chose de flou. Tout au contraire, même si nous avons du mal à le voir, il est très bien structuré et très palpable. Il a des paramètres tout-à-fait connus :
L'ostéopathie est basée sur ce mouvement que nous appelons M. R. P. :
Mouvement, parce que ça bouge.
Respiratoire, qui correspond à la respiration cellulaire.
Primaire, car il apparaît bien avant la respiration pulmonaire.

Mouvement Respiratoire Primaire,
en resumé : c'est LA VIE.

1.4 Peut-on sentir LA VIE ?

Parler de LA VIE c'est bien, la SENTIR, c'est mieux !

Pour cela, il ne faut pas avoir la foi, ni être initié, ni avoir des dons spéciaux : c'est à la portée de tous !
Seulement, il faut avoir un peu de patience, car nous avons oublié que nous pouvons le faire. Tout simplement s'abandonner et sentir, sans penser : c'est bien ça, le plus dur.

Pour y arriver, nous allons emprunter les voies du « sentir », et elles ne sont pas compatibles avec celles du « penser ».
Le plus difficile, pour quelques-uns d'entre nous, est de mettre le cerveau en veilleuse pour pouvoir porter notre attention sur le SENTIR. Quel bonheur nous attend ensuite !

« Penser ce que je fais » ou « sentir ce qui se passe »
sont deux choses tellement différentes !

Vous pouvez le vérifier dans votre quotidien, en vous promenant, en mangeant, en faisant l'amour. Vous pouvez expérimenter que lorsque VOUS ne faites pas l'amour, mais qu'il se fait tout seul, c'est bien plus merveilleux.

Et pour cela, il faut s'abandonner. C'est si simple à dire...
Pourquoi ne pas essayer ?

Comment "sentir" la VIE ?

Sans lutter, sans effort, sans analyser, sans juger... Laissez-vous porter,

Comme un bouchon sur l'eau !

Quand vous serez à l'aise dans le mouvement de votre corps, posez vos mains sur vos cuisses. Vous pouvez le faire le matin, ou à un moment de la journée où vous êtes calme, en silence. Asseyez-vous confortablement dans un endroit tranquille et en silence.
Coupez le téléphone.

Prenez votre temps. Vous allez réapprendre à vous abandonner,

comme quand vous étiez enfant.

1- Asseyez-vous confortablement, de façon à avoir les pieds bien en contact avec la terre ou le sol, les paumes des mains posées sur vos cuisses sans tension, sans appuyer, tout doux.

2- Cherchez une position confortable pour votre bassin, un bon appui sur vos fesses, le dos droit, les épaules bien relâchées, les cervicales et la tête aussi, les bras souples.

3- Quand vous vous sentez bien, vous fermez les yeux et respirez profondément et tranquillement.

4- Laissez passer vos idées, vos pensées comme s'il s'agissait d'un film. Regardez-les passer. SANS EFFORT, SANS LUTTER.

5- Portez votre attention sur vos talons, et leur contact avec la terre.

6- Visualisez des racines qui sortent de vos talons et de votre coccyx, qui descendent, puissantes, vers la terre. À chaque expiration elles descendent de plus en plus profondément, jusqu'au centre de la terre.

7- Visualisez, ou sentez cette énergie du centre de la terre, et laissez-la monter par vos racines, traversant vos talons, prenant place dans vos chevilles, vos jambes, votre bassin.

8- Sentez-la grandir dans votre bassin et monter vers le diaphragme, envahir votre cœur/péricarde, votre poitrine, vos épaules.

9- Laissez-la descendre par vos bras en remplissant vos mains, vos doigts, sentez comment ils se gorgent de vie, de vibration.

10- Laissez-la monter de votre cœur/péricarde vers vos cervicales. Sentez-la pousser la tête vers le ciel, et comment celle-ci devient légère, pleine de lumière et de vie.

11- Laissez-la sortir comme un jet de lumière, du sommet de votre crâne vers le ciel, à l'infini.

12- Là, SAVOUREZ ces instants en vous sentant ENTRE LE CIEL ET LA TERRE, aussi petit qu'une seule cellule, et aussi grand que vous êtes.

13- SANS EFFORT sentez LA VIE passer et traverser votre corps, DE LA TERRE AU CIEL, et du CIEL A LA TERRE. Savourez encore, il n'y a rien à faire.

Maintenant vous êtes prêt à sentir.

1- Vos mains sont posées, légères, sur vos cuisses, comme si vous aviez une bulle de savon sous les mains.

2- Portez votre attention en dessous de vos mains en laissant venir

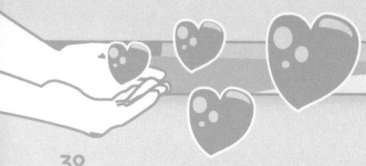

les informations : température, densité, vibration, couleurs, images, émotions, mouvements.

3- Entrez dans le mouvement SANS LE FREINER, comme si vos mains étaient un bouchon qui flottait sur la mer, qui se laissait porter sans essayer de freiner les vagues.

4- Si vous commencez à penser que « ceci » est votre respiration, alors arrêtez de respirer pour un instant.

5- Si vous pensez encore que « ceci » est dû aux battements du cœur, alors centrez-vous sur votre cœur, sentez vos battements et faites la différence.

6- Mais sachez que quand vous commencez à penser, vous n'êtes plus sur le sentir et alors tout devient compliqué.

Je ne peux pas vous dire ce que vous allez « sentir », car chaque personne est différente, pour autant je vous conseille vivement de « sentir » tout ce qui bouge et même ce qu'apparemment ne bouge pas. Quand vous serez à l'aise dans ce mouvement de votre corps, alors posez vos mains sur les autres, toujours avec beaucoup de respect, pour y « sentir » LA VIE.
Ce mouvement si subtil est tellement agréable que bientôt vous deviendrez accros et vous poserez vos mains sur les arbres, sur les pierres, sur les animaux, pour « sentir » et savourer cette vibration.
Et petit à petit, votre toucher va s'affiner, votre sensibilité s'accroîtra, et cela deviendra de plus en plus simple. Vous apprendrez à faire la différence en reconnaissant la force de vie, son amplitude, la direction qu'elle prend, là où elle s'est bloquée, seulement en vous laissant imprégner des informations qu'elle vous envoie.
Essayez quelques jours d'affilée pour affiner votre main et rentrer doucement dans ce mouvement, flottez sur lui comme un bouchon sur l'eau, sans vous poser de questions, seulement en vous abandonnant.
Vous ne vous en lasserez pas !

Petit à petit, vous prendrez confiance en vos perceptions.

01. La Vie

Le secret :
ABANDONNEZ-VOUS
et ne vous inquiétez pas,
IL N'Y A RIEN A FAIRE,

seulement sentir !

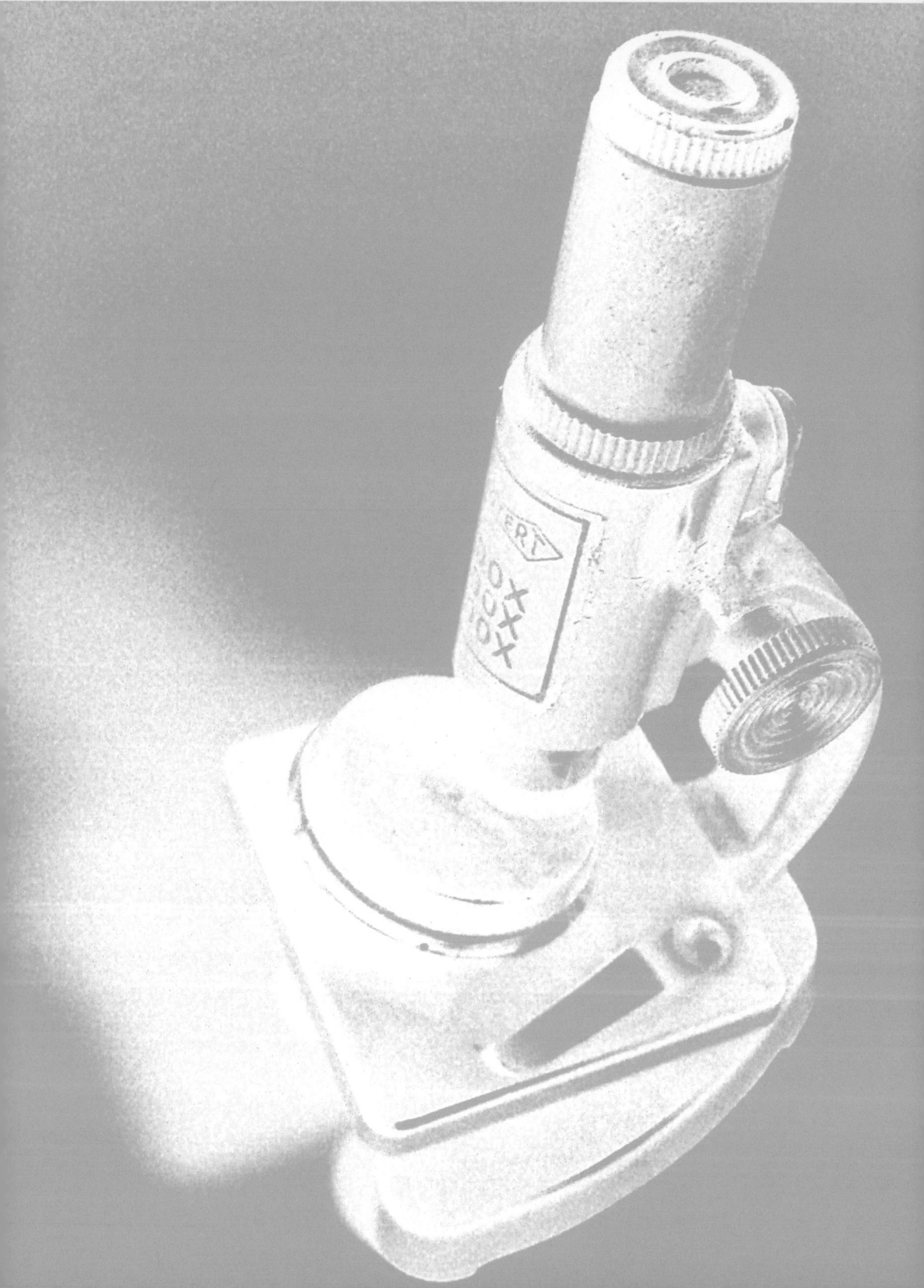

La cellule
notre unité de base.
Chapitre 2.

Le grand sage oriental Lao Tsé disait :

« Connais le UN, et
tu connaîtras le TOUT »

Alors sagement je l'ai écouté.
Ne sachant pas par où commencer, j'ai eu l'idée de me pencher sur la cellule en essayant de voir un peu plus clair dans la complexité de l'Etre humain.

2.1 Un peu de Biologie

Je suis allée voir à nouveau dans les livres de physiologie et de biologie, pour mieux comprendre le fonctionnement cellulaire.
Les définitions sont à peu près les mêmes dans les différents ouvrages, je cite :

> « THÉORIE CELLULAIRE
> (selon Atlas de Physiologie de Silbernagl Despopoulos pages 2-3)
>
> - Tous les organismes vivants sont composés de cellules et de leurs constituants.
> - Toutes les cellules sont semblables dans leur structure chimique.
> - Les nouvelles cellules sont formées par division cellulaire à partir de cellules existantes.
> - L'activité d'un organisme est la somme des activités et des interactions de ses cellules.
>
> **La cellule est la plus petite unité des êtres vivants.**
>
> Une membrane cellulaire délimite l'extérieur de la cellule de l'intérieur où se trouvent le cytoplasme avec les organites cellulaires, eux-mêmes entourés d'une membrane. »

Dans les différents ouvrages, pour le moment, j'ai trouvé trois lois biologiques universelles, qui touchent tous les êtres vivants.

Ces trois lois biologiques, par leur simple clarté, m'ont permis de comprendre notre fonctionnement.

2.2 Lois Biologiques Fondamentales

Chaque cellule vivante est douée de :

A/ une MÉMOIRE

- pas seulement constituée du patrimoine génétique spécifique à chaque espèce,
- mais aussi, de notre mémoire culturelle, sociale, éducative, familiale, ancestrale...
- et encore, la mémoire de la Phylogenèse, soit de toute l'évolution des êtres vivants, depuis la première cellule qui a créé le premier être unicellulaire, suivi par les poissons, les amphibiens, les reptiles, les oiseaux, les mammifères quadrupèdes, les bipèdes, jusqu'à l'Être Humain.
- et de l'Ontogenèse : C'est-à-dire de l'évolution de l'Être Humain.

Rendez-vous compte ! Tout cela à l'intérieur de chacune de nos cellules !

Et facile à vérifier :
A l'origine nous sommes issus de l'union de deux êtres unicellulaires, l'ovule de notre mère et le spermatozoïde de notre père.
Après nous nageons comme des poissons, dans le liquide amniotique de notre mère.
Pendant le début de notre période embryonnaire, nous ressemblons à s'y méprendre à n'importe quel embryon de n'importe quelle espèce !!
A partir du troisième mois nous devenons des fœtus avec nos caractéristiques spécifiques d'être humain.

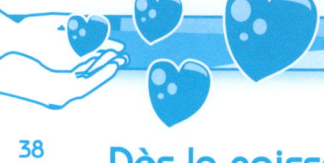

Dès la naissance à la marche debout, nous passons par des étapes qui nous rappellent bien ces mémoires : rouler, ramper, à quatre pattes, faire le crocodile, le macaque, s'asseoir, et finalement se mettre debout et marcher.

D'ailleurs ces différents stades d'évolution de l'enfant sont très importants pour son développement psychomoteur, puisqu'ils créent des circuits neurologiques spécifiques qui permettront à l'enfant d'abord de marcher, ensuite de parler et finalement de penser correctement dans le sens physiologique du mot.
Je vous conseille de lire attentivement les travaux de Béatriz PADOVAN et sa méthode de Réorganisation Neurofonctionnelle.

B/ une CONSCIENCE

Physiologiquement, la cellule « sait » exactement en chaque instant comment elle doit réagir, quels échanges métaboliques elle doit accomplir, quelles réactions chimiques, quel mode de communication, etc. pour mener à bout sa mission, qui est VIVRE.

Et en cas de difficulté, elle sait au moins… survivre.

C'est comme si chaque cellule était pourvue d'un petit cerveau lui permettant de faire exactement ce qu'elle doit faire.
Et si ce petit cerveau n'était autre que l'Intelligence pure de LA VIE qui se trouve à l'intérieur ?
La « sabiduría », la Connaissance…

Co-naissance : nous naissons avec
En Catalán : conaixement
En Espagnol : conocimiento
Naissance = naixement = nacimiento

02. La Cellule

Toutes les cellules vivantes sont régies par la :
C/ LOI DE DILATATION - RÉTRACTION

Cette loi à elle toute seule mérite un chapitre spécial.
Elle me paraît tellement importante que je dirais qu'elle est la base de mon travail.
Finalement, la base de **LA VIE**.

C'est une loi biologique fondamentale, découverte au début du XXème siècle par le médecin lyonnais Claude Sigaud et complétée par le Dr. Louis Corman, de Nantes (père de la Morpho-Psychologie), je cite Corman :

« L'Instinct d'expansion / Dilatation :
Le but primordial de la cellule (de l'être vivant) est de communiquer avec son entourage, d'échanger avec lui pour grandir, de se nourrir de tout ce qui lui apporte le milieu extérieur, d'élargir de plus en plus son espace vital et rayonner sa force autour d'elle.

L'Instinct de Conservation / Rétraction :
C'est le processus par lequel la cellule (l'être vivant), quand elle se trouve en situation de danger, rompt le contact avec un milieu ressenti comme menaçant, se replie sur elle-même et concentre sa force à l'intérieur, afin de la réserver aux fonctions essentielles à **LA VIE**, *ce que lui permet de subsister.* »
Visages et caractères Dr CORMAN pp. 20-23 Editions PUF, 1987

En fait, l'objectif de toute cellule vivante est de **VIVRE** à tout prix.
Pour cela, sa pulsion de vie fait qu'elle se dilate, augmentant la surface de contact avec son entourage, ce qui lui permet d'échanger davantage et de profiter au maximum de tous les éléments qui l'entourent.

Lorsque son environnement devient nocif, et suceptiblement dangereux pour sa vie, son seul moyen de protection est de se rétracter, en réduisant ainsi au maximum sa surface et les contacts nocifs avec l'extérieur. De cette façon, elle concentre toute son énergie, sa force de vie à l'intérieur pour se protéger et survivre.

Je cite Corman :
« La rétraction, ne doit pas être opposée à la dilatation, comme s'il s'agissait de deux états symétriques, car elle n'est pas un état ; elle est un processus actif, un mouvement vers l'intérieur ; au lieu de s'épanouir au-dehors, de s'extravertir dans un mouvement de croissance, d'élargissement de l'espace vital ; la force reflue vers l'intérieur, s'introvertit, se concentre dans l'organisme afin de pourvoir aux fonctions essentielles et d'assurer le maintien de LA VIE.
J'y insiste à nouveau tant la chose a d'importance : la Rétraction n'est pas une atrophie, un amoindrissement de la vitalité des organes, mais un processus de défense très actif, corrélatif d'une hypersensibilité, qui percevant les moindres variations du milieu extérieur et leurs moindres répercussions sur les organes internes, y pare en suspendant les échanges. L'organisme manifeste dans toutes ses parties cette vive sensibilité de défense, et, en tout premier lieu au niveau de la peau, l'organe le plus directement exposé aux agressions du milieu et qui de ce fait, doit être le premier à réagir.
Il est à remarquer que toutes les zones rétractées ont cette vive sensibilité : sont très sensibles au toucher, même à un simple effleurement, sensibles aussi au froid et au chaud.
La rétraction se règle donc en fonction des nécessités de la défense et elle a pour effet de réduire les échanges avec un milieu ressenti comme nocif : Réduction mais pas suppression.
La Rétraction ne peut donc être que temporaire, répondant à une situation de danger passagère, localisée aux zones de l'organisme directement menacées et pouvant alors être durable si la menace est permanente. »

Dr CORMAN, Visages et Caractères Ed. PUF 1987

02. La Cellule

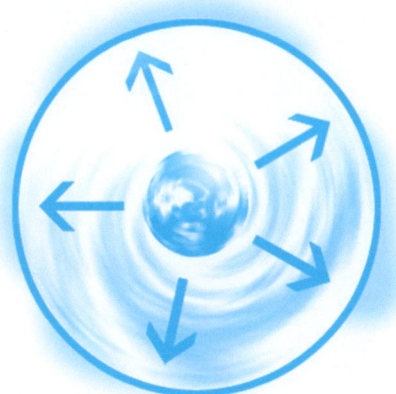

> Quand on vit pleinement, on vibre.
> Souvent, au lieu de vivre,
> **on ne fait que survivre.**

Je m'ouvre pour grandir,
Je me ferme pour me protéger :
Toutes nos cellules, tous nos systèmes fonctionnent ainsi.
Tout ce qui s'ouvre va vers LA VIE,
Tout ce qui se ferme va vers la survie, jusqu'à l'extrême, en attendant la mort.
L'idéal serait que ce processus d'ouverture/fermeture soit toujours flexible et en bon état de fonctionnement pour pouvoir l'utiliser quand il faut et juste le temps nécessaire, dans une situation de danger ponctuel, et point.

MAIS...

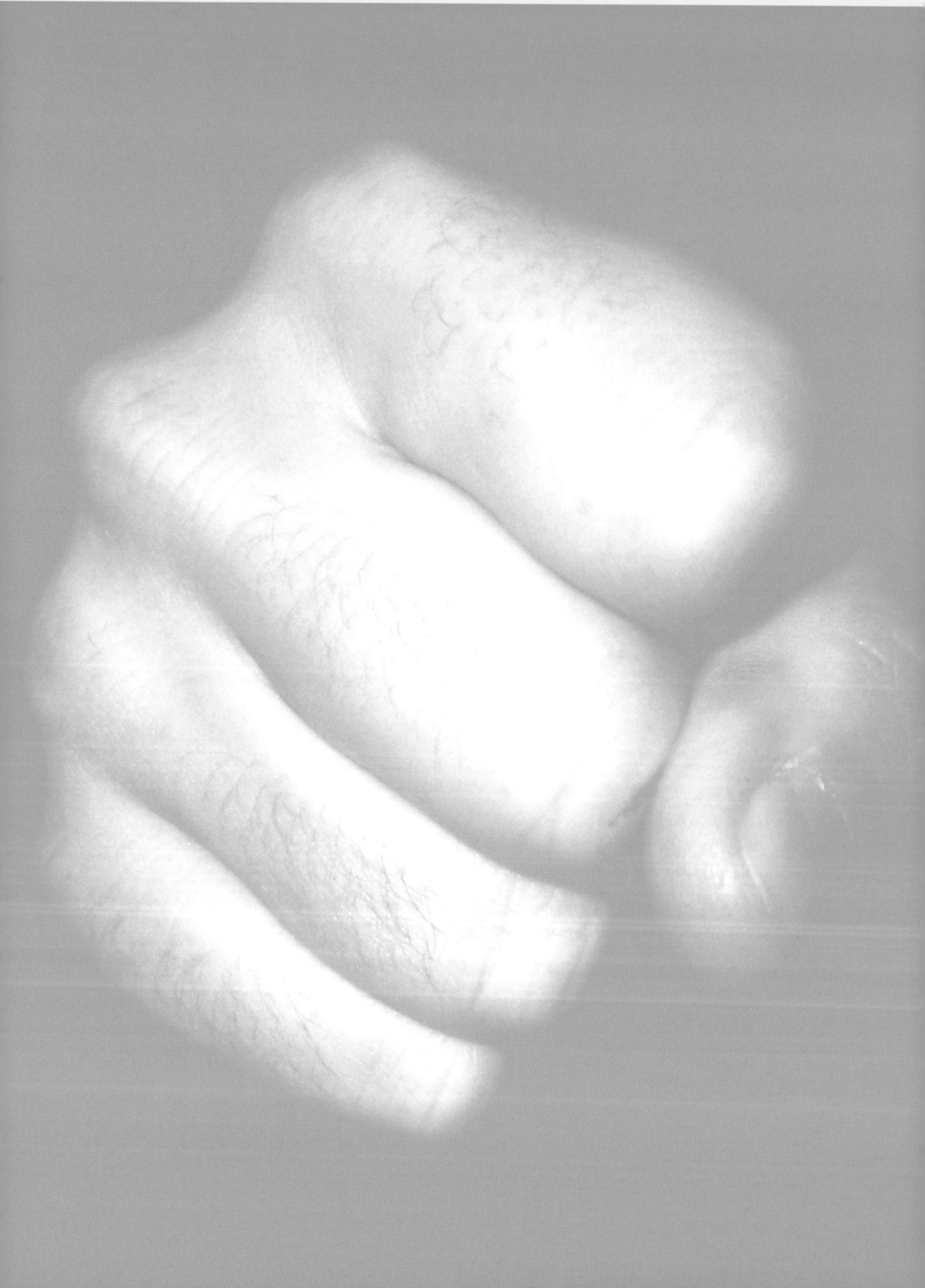

La peur

Chapitre 3.

bloque la vie à l'intérieur de nos cellules

Comment ?

Un grand philosophe français disait :

« La peur est la mère des maladies, car elle les contient toutes. »

Nous bloquons LA VIE quand nous nous sentons menacés, en danger, et que nous avons peur. Les membranes de nos cellules se rétractent alors en l'enfermant à l'intérieur, et l'empêchent de faire son travail correctement.
LA VIE reste là, bloquée, en attendant des temps meilleurs pour sortir ou que quelqu'un vienne la libérer, pour continuer ainsi son chemin de vie comme si de rien n'était.

Aussi simple que ça ?

Et oui !
LA VIE est simple, simple comme LA VIE.
LA VIE ne demande qu'à vivre librement en nous, entre nous et parmi nous et à nous faire vivre et vibrer pleinement.

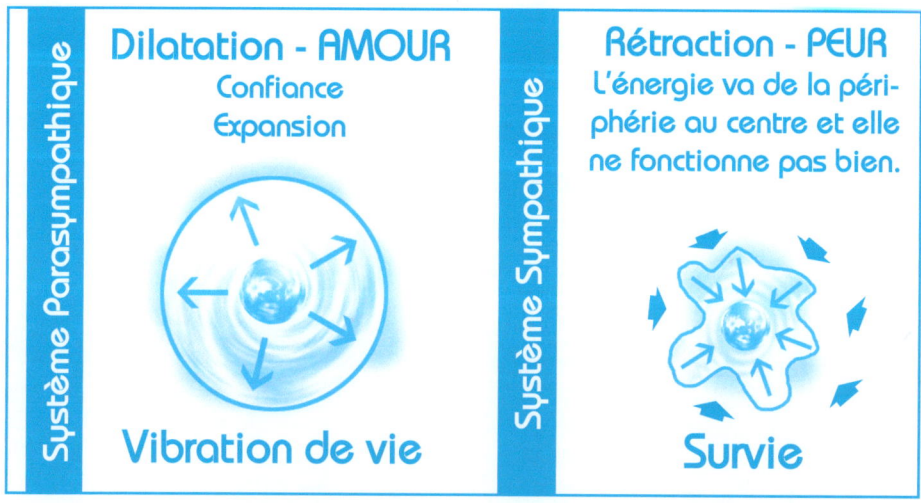

MAIS…
nous sommes tous des artistes dans l'art de compliquer LA VIE :
Nous compliquons notre vie, et par conséquent LA VIE de notre entourage, celle de notre société, de notre pays, de la Terre entière et de l'Univers.

Bravo !
Et pour une fois, je ne rigole pas !

Nous la bloquons aussi par notre ignorance.
Ignorance de ce qu'elle est, de qui elle est, de son importance, de son rôle sur notre santé, de son lien entre tous les êtres vivants, de son fonctionnement essentiel, de son côté sacré.

Ignorance encore, car ne sachant pas comment nous la bloquons, il est évident que nous ne saurons pas non plus comment la débloquer, ce qui ne l'arrange pas !
Et nous lui faisons vivre une pauvre vie… la nôtre !

*Quand nous nous sentons en danger,
nous bloquons LA VIE à l'intérieur de nos cellules,
et cela grâce à la membrane cellulaire.*

LA VIE :
Même si nous n'en sommes pas conscients, Elle Sait tout
Elle Est beaucoup plus subtile et intelligente que notre cerveau.
Elle Sait, bien avant que nous réfléchissions.
Elle garde en elle la mémoire de TOUT.
Elle nous parle avec la langue de la Sagesse,
mais… à quoi bon ?

« Il n'y a pas pire sourd que celui qui ne veut pas entendre »

La peur est la première émotion qui apparaît quand nous oublions qui nous sommes, des êtres divins, de-Vie, des enfants de la Vie.
Nous sommes des dieux incarnés, des êtres illimités, avec pour seule mission de faire l'expérience de la vie en chair et en os, dans un corps physique.
Nous sommes des entités de lumière jouant dans un monde de matière pour évoluer et repartir en âmes réalisées.
Nous oublions que notre véritable essence est illimitée et c'est la peur qui s'insinue pour faire réagir notre enveloppe physique, qui se rétracte, se limite et nous empêche la libre expression de cette essence divine.

Peur de la mort, de la douleur, de la séparation, car je pense et j'affirme que je suis ce corps physique qui m'entoure et me gène.
Peur de perdre les êtres qui me sont chers, mes enfants, ma famille.
Peur des maladies, des microbes que je ne comprends pas. Peur du manque d'argent, de perdre ce que j'ai.
Peur que l'on ne m'aime pas, qu'on m'abandonne, qu'on me trahisse, de ne pas être reconnu, des jugements d'autrui, de l'exil.
Peur du désespoir, de la solitude.

Peur, peur, peur.
Comment un Dieu peut-il avoir peur ?

03. La Peur

LA VIE est pure expérience et la seule erreur que nous pouvons faire est de ne pas vivre cette expérience.
Les expériences ne sont ni bonnes ni mauvaises, tout dépend de notre point de vue.
La vibration de LA VIE est Joie.

La tristesse est de mèche avec la peur qui est le contraire de l'Amour.

Comment un Dieu peut-il être triste ?

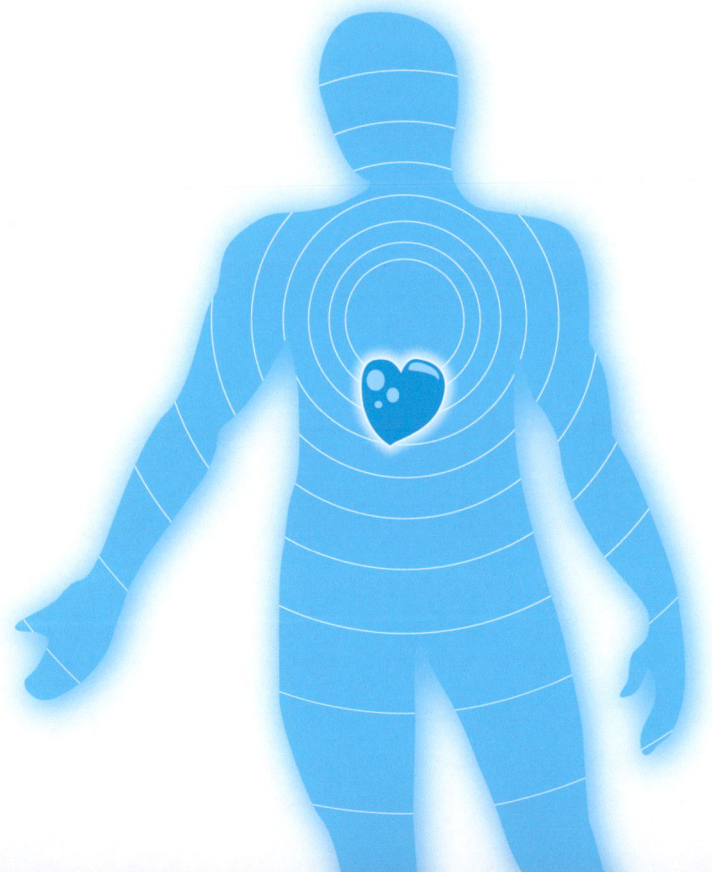

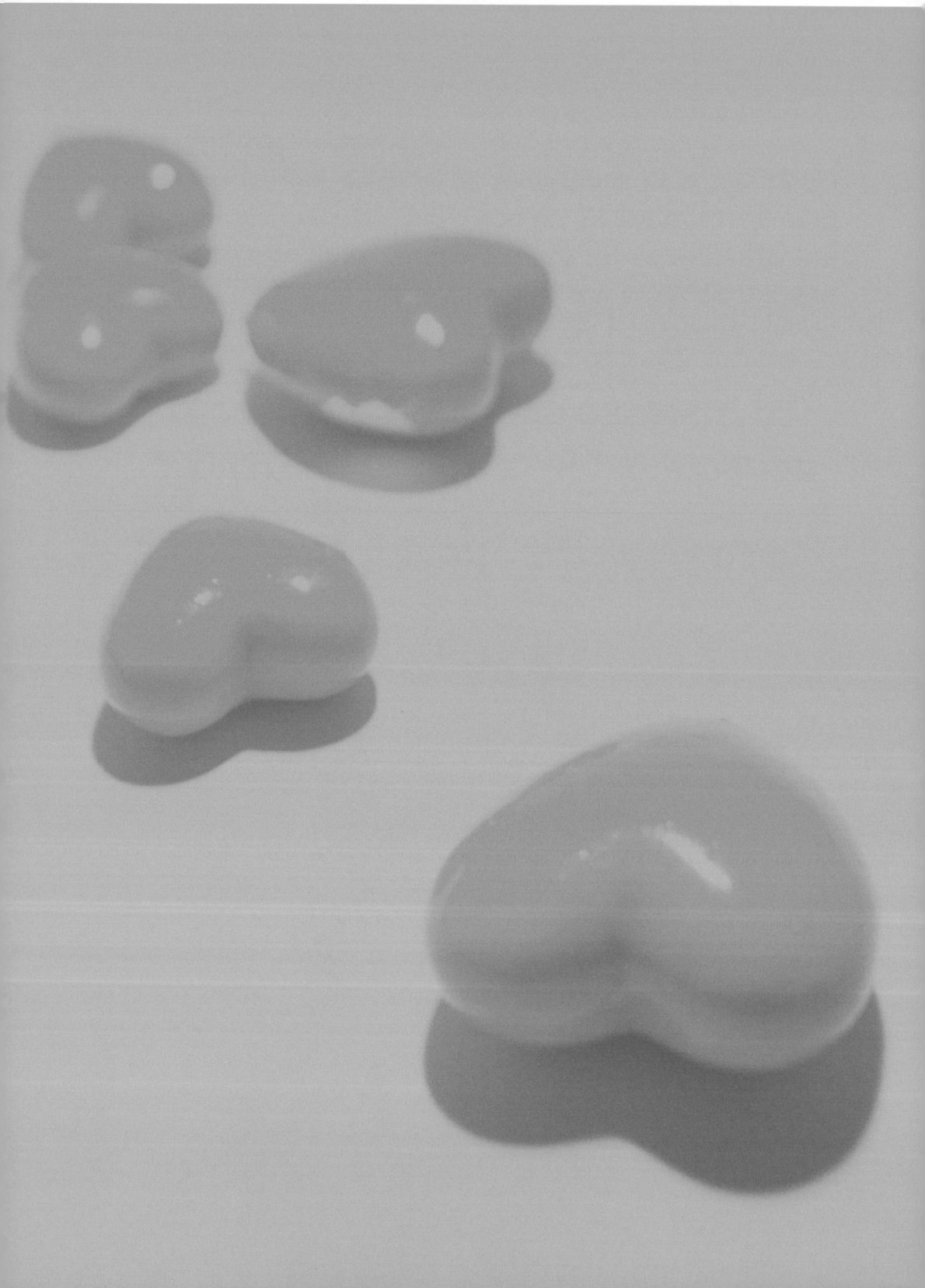

Le péricarde

Chapitre 4.

4.1 Pourquoi le péricarde ?

Comme je vous l'ai déjà raconté, lorsque j'ai voulu présenter mon mémoire d'ostéopathie sur « L'ostéopathie dans le traitement des convulsions épileptiques », il m'a été refusé... un cas ce n'est pas exhaustif.
Alors, j'ai dû changer rapidement de sujet et j'ai choisi le Péricarde, sans savoir exactement où je mettais le nez - ou les mains !

Le titre de mon mémoire :
« Péricarde, émotions et première côte »

Certes, j'avais constaté dans ma pratique quotidienne, qu'une grande partie des personnes qui venaient me voir avec des pathologies des membres supérieurs (tendinites, névralgies d'épaule, bras, coude, poignet, main), avaient le Péricarde en lésion ostéopathique : cela veut dire en restriction de mobilité, disons pour être plus clair, ils avaient le cœur serré.
J'ai fait une étude sur cent personnes, et 90% d'entre elles, lors de l'interrogatoire, m'avouaient qu'avant la douleur ils avaient eu un choc ou un stress émotionnel, affectif, quelque chose qui les avait touchés au cœur.
C'est pendant cette étude et l'élaboration de mon mémoire que je me suis vraiment rendue compte de l'importance du Péricarde.
J'ai eu un coup de foudre pour cet organe qui ne paie pas de mine mais qui cache bien son jeu.
Je vous invite à le découvrir simplement ou à le redécouvrir autrement, mais cette fois-ci avec un regard nouveau, un regard d'enfant, avec les yeux du cœur. Et si vous y arrivez, alors là, vous ne pourrez plus voir LA VIE et LA SANTÉ comme auparavant.

04. Le Péricarde

Combien de fois par jour entendons-nous parler des maladies psychosomatiques, combien de fois lisons-nous dans la presse en général des articles sur ce sujet, combien de fois en parlons-nous ?

Les chansons parlent d'amour, des peines de cœur, les poèmes aussi. Nous sommes convaincus que le stress a des conséquences sur notre santé, que le rythme de vie actuel nous rend malades. Après un stress ou un choc émotionnel nous ne sommes pas bien.

Sans oublier les expressions populaires porteuses de notre patrimoine culturel, de l'ancienne sagesse populaire, qui nous décrivent les différents états du cœur et illustrent de façon très imagée nos différents vécus et leurs répercussions sur le péricarde/cœur :

- avoir le cœur serré,
- un coup de cœur,
- un cœur d'artichaut,
- un cœur de pierre,
- le cœur pincé,
- le cœur gros,
- avoir un grand cœur,
- le cœur léger,
- le cœur brisé,
- le cœur explosé,
- avoir mal au cœur,
- avoir le cœur gai.

« Le cœur a ses raisons que la raison ignore ».

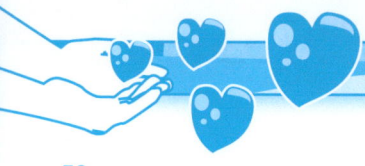

Nous pouvons voir que tout le monde parle du cœur, mais ce n'est pas lui qui trinque, du moins au début.

C'est le Péricarde qui gère le stress et toutes les agressions portées sur le cœur, que ce soient nos grandes joies, qui nous font « exploser » le cœur, et aussi évidemment les coups durs qui jonchent notre existence en laissant dans notre cœur/péricarde/corps des traces indélébiles.

Le Péricarde est justement là pour éviter au cœur de se distraire de sa tâche extrêmement vitale, ce qui nous mettrait en danger de mort !

En toute humilité, je voudrais faire un lien de plus entre la poésie et la science.
Maintes fois j'ai pu observer, et surtout au fur et à mesure de la progression de mon travail, que les deux parlent de la même chose… mais dans des termes bien différents.

Vouloir les séparer, les cloisonner c'est en perdre l'essence.

L'Homme est ainsi constitué des éléments qui vont du plus subtil au plus dense. C'est l'union et l'harmonie de nos éléments physique, émotionnel et spirituel qui nous permettent d'être en bonne Santé.

Le Péricarde protège et maintient le cœur à sa place.

C'est cette globalité magique qui fait de nous qui nous sommes :
des êtres humains

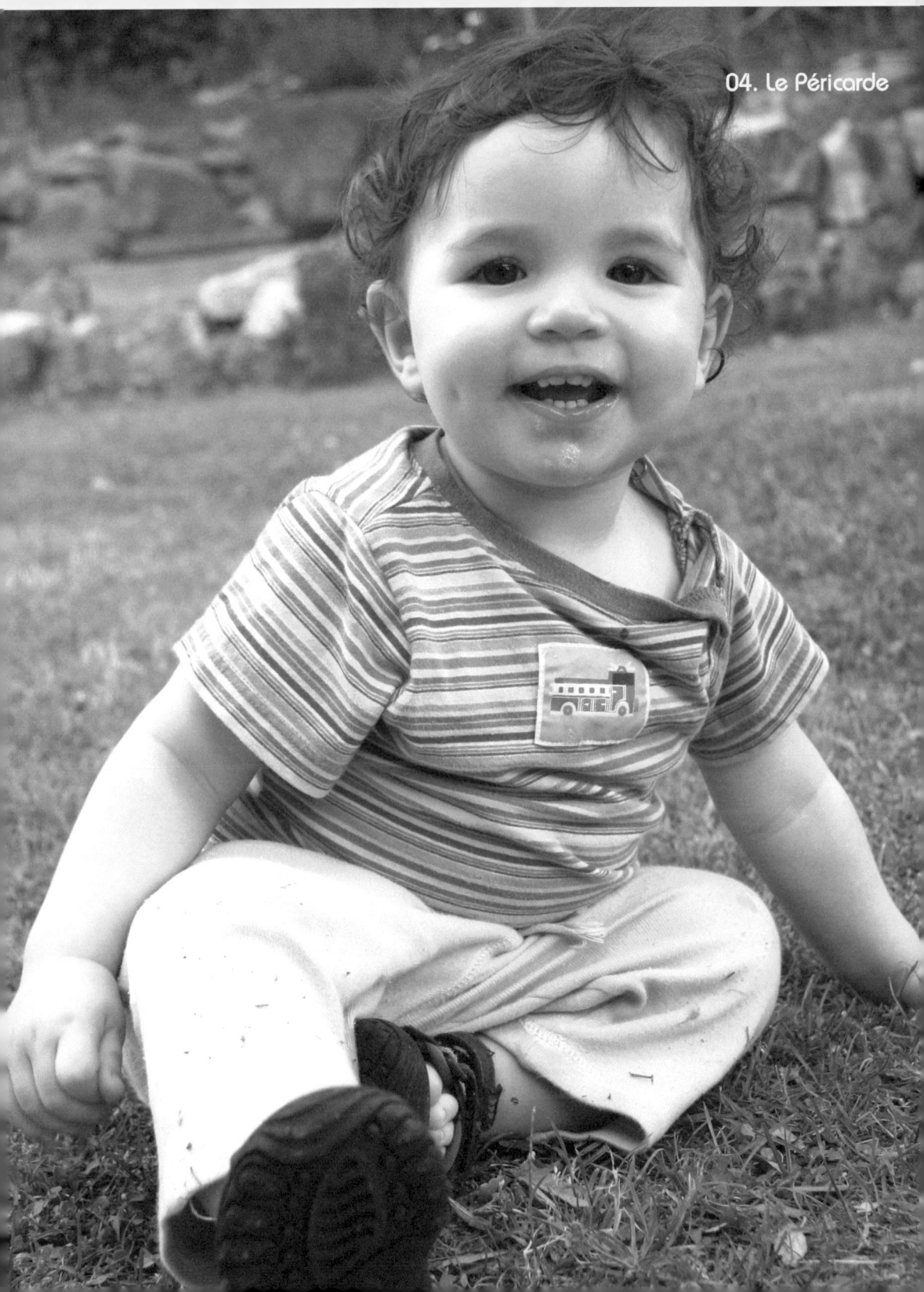

04. Le Péricarde

4.2 LE PÉRICARDE, qui c'est celui-là ?

« Le péricarde est l'enveloppe qui entoure et protège le cœur ».

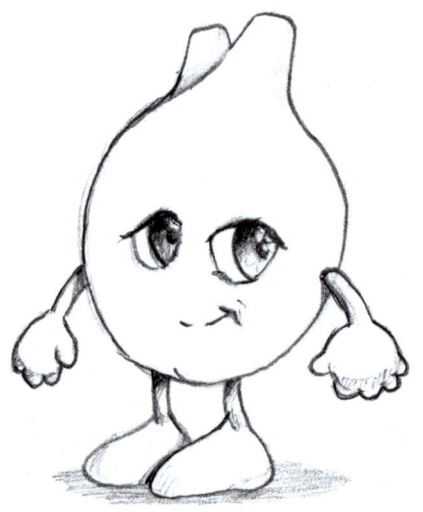

Le cœur est l'organe vital par excellence. Embryologiquement c'est le premier organe qui se forme et quand il s'arrête nous mourrons.

Nous pouvons survivre avec le cerveau arrêté, avec un seul poumon, un seul rein, etc. Mais PAS sans le cœur.
Vous rendez-vous compte de la responsabilité du Péricarde, qui est le gardien et le bouclier protecteur du CŒUR ?

Si je reprends la description anatomique :
« Le Péricarde est un sac fibro-séreux qui enveloppe le cœur et la base des gros vaisseaux. Il est composé de deux parties :

Péricarde séreux : il se trouve à l'intérieur, directement posé sur le cœur. C'est un organe de glissement.
Comme toute membrane séreuse, il est formé de 2 feuillets qui forment une cavité virtuelle : la cavité péricardique.

04. Le Péricarde

1) Le feuillet viscéral ou épicarde, est appliqué sur le myocarde. Il recouvre les vaisseaux coronaires, la graisse des sillons, et se prolonge vers le haut sur les pédicules vasculaires artériels et veineux.
2) Le feuillet pariétal tapisse la face profonde du sac fibreux péricardique. Les deux feuillets se prolongent au niveau de la ligne de réflexion.

Péricarde fibreux : il enveloppe le Péricarde séreux.
C'est une membrane fibreuse, épaisse qui couvre extérieurement le feuillet pariétal de la séreuse à laquelle il est uni.
La face externe de ce sac péricardique est renforcée par des couches de fibres collagènes qui s'entrecroisent. Le sac péricardique a une élasticité réduite et s'oppose à une dilatation exagérée du cœur.
Ce sac fibreux est rattaché aux parois par des ligaments qui assurent la fixité du cœur. »

Dans les livres d'anatomie et de physiologie, on lit que le péricarde n'est pas élastique, et en soi, il ne l'est pas. Seulement, la disposition de ses fibres collagènes entrecroisées lui permet le mouvement et les étirements vers les ligaments qui se sont rétractés.

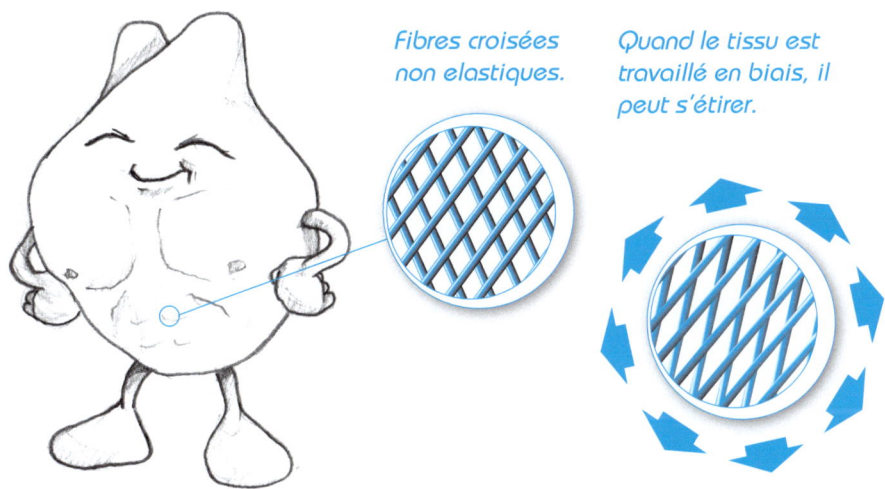

Fibres croisées non elastiques.

Quand le tissu est travaillé en biais, il peut s'étirer.

C'est comme un tissu qui n'est pas élastique, et qui le devient lorsqu'on le travaille en biais.

4.3 À quoi sert le péricarde ?

La responsabilité du Péricarde et son fonctionnement optimal est indispensable pour LA VIE, pour notre vie, pour notre Santé.
Ce n'est pas pour rien qu'en médecine chinoise le Péricarde est appelé le « Maître du cœur ».
Je cite encore les livres d'anatomie et physiologie :
« Le rôle principal du Péricarde est celui de Protection et soutien du cœur :
Protection physique par le glissement.
Cette enveloppe fibreuse empêche le cœur de trop se dilater.
Protection chimique ou bactériologique,
Protection traumatique,
Protection en cas d'hyperpression »

A tout cela j'ajouterai, au risque de me répéter :

> Le péricarde est la barrière émotionnelle du cœur, son gardien, son bouclier.

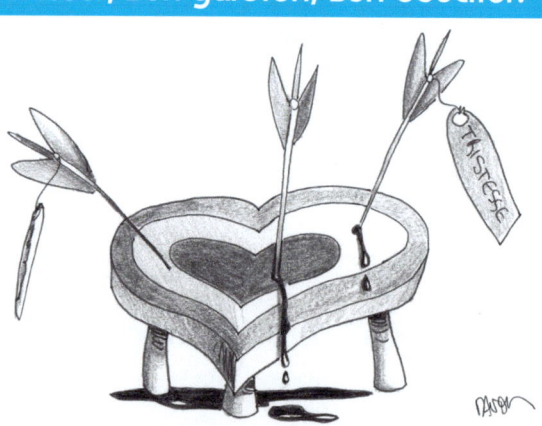

04. Le Péricarde

Récapitulatif

Pourquoi le Péricarde est-il si important ?
Parce qu'il contient le cœur.
Par sa fonction indispensable de protection du CŒUR.
Par sa situation hautement stratégique : au centre même de notre corps.
Entre les deux bras, entre la tête et l'abdomen.
Entre le ciel et la terre.
Par ses insertions anatomiques directes et indirectes.
Par les répercussions de ses dysfonctionnements sur la santé globale.

Comment fonctionne le Péricarde ?

C'est lui qui, en premier, reçoit l'impact émotionnel, le gère et se ferme plus ou moins selon l'intensité ou selon la capacité de chacun à digérer le stress présent. Il fonctionne exactement comme une cellule.

Il est évident que cette rétraction adaptative à un choc vient s'ajouter à d'autres plus anciennes non résolues, dont le péricarde tout comme la membrane cellulaire gardent la mémoire. En conséquence, plus nous avançons en âge et plus nous avons vécu de situations affectives ou émotionnelles difficiles, plus notre Péricarde est rétracté, devient dur, serré, fermé et douloureux.

Le péricarde garde la mémoire émotionnelle de notre vécu (tout comme les cellules).

Si nos cellules gardent la mémoire de toute l'évolution de LA VIE, il est évident qu'elles peuvent garder la mémoire de nos vécus douloureux !

Il est certain que si le Péricarde se rétracte, cela veut dire que nous avons souffert, parfois beaucoup, au point de devoir fermer notre cœur pour ne plus sentir et ne plus souffrir. Sur le coup, il nous sauve LA VIE.

Par la suite, il commence à nous donner des signes de détresse, des symptômes pour attirer notre attention ; il nous dit :
« Attention : ton cœur, ton corps ne vont pas : que fais-tu de ta vie ? »
Et si nous ne voulons toujours pas comprendre, nous nous rendons malades avec des pathologies diverses et variées,

TOUTES PROVENANT DE LA MÊME SOURCE.

Quand notre cœur ne va pas, quand nous l'oublions, le fermant, en ignorant notre essence d'Êtres d'Amour, d'Êtres Humains, d'Êtres spirituels, notre Péricarde fait sonner l'alerte rouge.
Nous avons alors intérêt à nous bouger, et à vraiment trouver le sens de notre VIE.

Si nous savons trouver le sens de notre souffrance, si nous sommes capables de la dépasser, d'en tirer les enseignements nécessaires qui nous feront grandir, retrouver la paix dans l'âme (ou dans nos cellules), notre péricarde pourra s'ouvrir et se refermer selon les situations. Il aura la faculté de s'adapter aux événements en souplesse en évitant de se compliquer LA VIE pour peu de chose.

Le péricarde est le gardien de notre conscience, de notre essence, de notre âme, de notre esprit.

C'est notre Gimini Cricket à tous !

4.4 Où se trouve le péricarde ?

Au centre.

Le Péricarde/cœur se trouve dans l'étage médian et sur la ligne médiane de notre corps.

Entre nos bras. Nos bras, nos mains, servent à communiquer, à toucher, à prendre, à soigner, à nourrir, à caresser, à porter, et sont directement reliés à notre cœur.

Le cœur souffre quand je ne peux pas ou que je ne peux plus prendre l'être cher dans mes bras. On dit bien « serrer quelqu'un contre son cœur », ou « le porter dans son cœur ».

Embryologiquement : le cœur est le premier organe qui se forme et le premier qui s'arrête quand nous mourons.

4.5 Un peu d'anatomie

Je cite encore l'Anatomie académique, pour bien comprendre le fondement de mes réflexions, qui se basent fondamentalement sur l'obJeservation anatomique et neurophysiologique, et les conclusions que j'en tire dans les chapitres suivants.

RELATIONS ANATOMIQUES :

En Avant : avec la paroi thoracique, les plèvres médiastines et les poumons qui s'insinuent entre le Péricarde et la paroi.

En Arrière : avec les organes du médiastin postérieur, surtout l'œsophage et l'aorte thoracique.

A Côté : à peine séparé des plèvres médiastines par une fine couche de tissu lâche qui contient les nerfs phréniques et les vaisseaux diaphragmatiques supérieurs.

En Bas : repose sur le centre phrénique du Diaphragme, il en est séparé par un tissu cellulo-adipeux.

En Haut : le sac fibreux se sépare du feuillet pariétal, le long de la ligne de réflexion de la séreuse, et se prolonge à la surface des gros vaisseaux en se confondant avec leur tunique externe.

04. Le Péricarde

MOYENS DE FIXITÉ DU PÉRICARDE :

Ligaments Sterno-péricardiques :

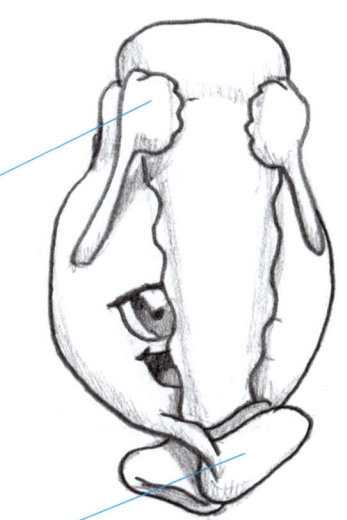

Supérieur : Il va de la face postérieure du manubrium sternal et des deux premières articulations chondro-sternales à la partie antéro-supérieure du Péricarde, juste en avant des gros vaisseaux. Il se porte en bas et en arrière. Aplati d'avant en arrière. Il forme une lame triangulaire verticale et frontale.

C'est un prolongement du feuillet profond de l'aponévrose cervicale moyenne.

Inférieur : Il va de l'extrémité inférieure du sternum et de la xyphoïde, à la face antérieure du sac péricardique. Est médian et sagittal. Se porte en arrière. Forme une lame triangulaire horizontale.

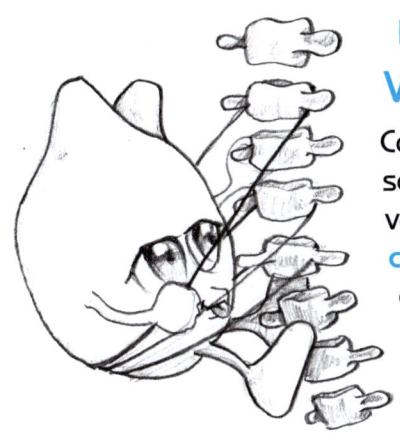

Ligaments Vertébro-péricardiques :

Ce sont des bandelettes fibreuses qui se confondent avec l'aponévrose prévertébrale de la 6ème vertèbre cervicale à la 4ème dorsale, et se terminent à droite en avant du pédicule pulmonaire et à gauche en entourant la crosse aortique.

Elles sont un peu plus développées à gauche qu'à droite.

(le plexus brachial, groupe de nerfs qui vont vers les bras, est directement influencé par ces ligaments).

Ces lames descendent vers le bas et en avant, et se terminent :
- la supérieure droite sur l'artère pulmonaire,
- la supérieure gauche sur la crosse de l'aorte,
- les inférieures sur la face latérale de l'oreillette gauche.

Ligaments Phréno-péricardiques :

Ce sont des extensions du fascia endothoracique (couche fibreuse qui double le feuillet pariétal de la plèvre) :

Antérieur : en forme de V, il relie le bord antérieur de la base du péricarde à la foliole antérieure du centre phrénique.
Droit : il fixe le péricarde à la foliole droite du centre phrénique
Gauche : il fixe le bord postérieur gauche du péricarde en arrière de la veine cave inférieure.

Les trois fixent le sac péricardique au centre phrénique en laissant un espace de glissement : l'espace portal.

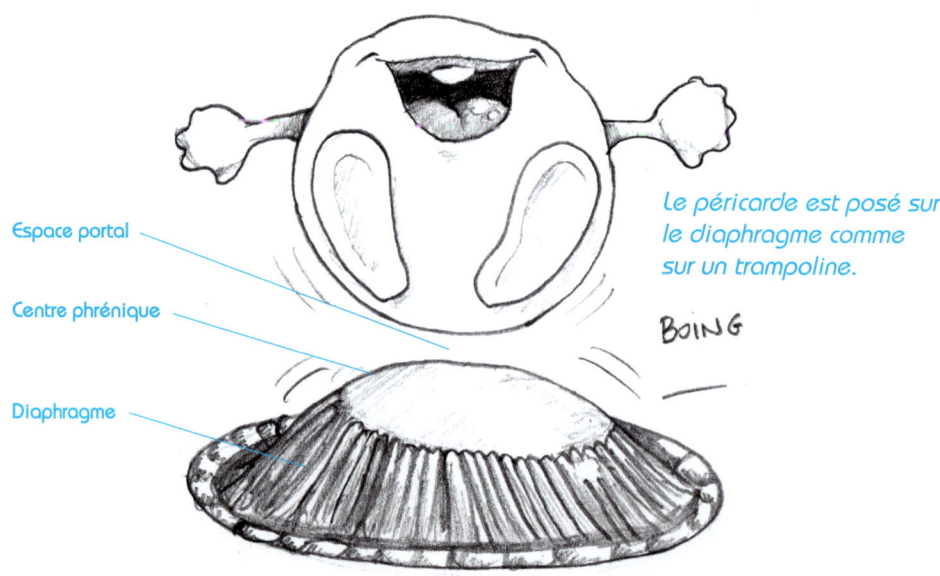

Le péricarde est posé sur le diaphragme comme sur un trampoline.

04. Le Péricarde

Lame thyropéricardique :

C'est une extension de l'aponévrose cervicale moyenne et de la gaine viscérale du cou, qui s'insère au niveau du tubercule pharyngien de l'occipital. Tendue entre la face antérieure du péricarde et le bord inférieur de la thyroïde. Elle contient le tronc veineux brachio-céphalique.

En amont, elle se confond avec la gaine viscérale du cou, qui s'insère à la base du crâne sur les tubercules pharyngiens de la partie basilaire de l'occipital.

Elle transmet ainsi tous les déséquilibres médiastinaux au cou et à la base du crâne.

Elle forme la lame postérieure de la loge thymique qui se trouve entre la lame thyropéricardique en arrière, et le ligament sterno-péricardique supérieur en avant.

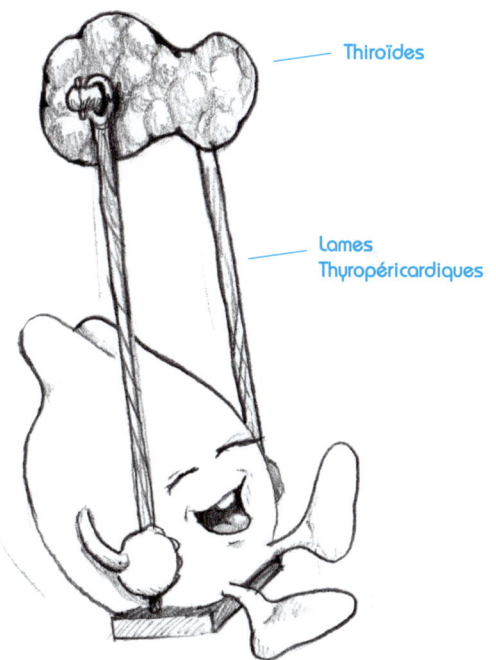

Le péricarde se balance accroché à la thyroïde par les lames thyropéricardiques.

Ligaments viscéro-péricardiques :

Ce sont des tractus fibreux, un peu accessoires qui relient le Péricarde à l'œsophage, la trachée, les bronches et les veines pulmonaires.
Ils n'ont pas d'intérêt du point de vue de la fixité, mais ont une grande importance du point de vue fonctionnel.

J'ai résumé ces citations anatomiques de plusieurs livres, car ils diffèrent parfois entre eux (voir à la fin au chapitre « bibliographie »).

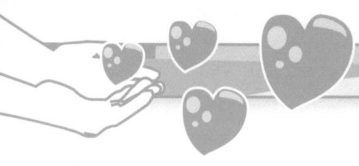

Anatomiquement, le Péricarde est le seul organe qui soit en rapport avec toutes les charnières vertébrales :

Occipital / Atlas : par la lame thyropéricardique qui se prolonge par la gaine viscérale du cou et s'insère sur l'Occipital (sur le tubercule pharyngien).

Cervico / Dorsale : par les ligaments vertébro-péricardiques.

Dorso / Lombaire : par le Diaphragme, à travers ses piliers.

Lombo / Sacré : par la continuation des aponévroses des piliers du diaphragme avec le muscle psoas-illiaque.

Récapitulatif anatomique

Voici les organes et d'autres éléments qui sont en relation avec le Péricarde, et sont directement influencés par son état et son fonctionnement :
- Les plèvres médiastines, les poumons, la trachée.
- L'œsophage, l'entrée de l'estomac.
- Les vaisseaux diaphragmatiques supérieurs, le pédicule pulmonaire : artère et veine pulmonaire, la crosse de l'aorte, l'oreillette gauche, la veine cave inférieure, la veine porte, le tronc veineux brachio-céphalique.
- Le centre phrénique du diaphragme.
- Le sternum et les deux premières articulations chondro-sternales.
- Les deux premières côtes.
- De la 6ème vertèbre cervicale à la 4ème dorsale : plexus brachial.
- L'occipital et la base du crâne.
- La thyroïde.
- Le thymus.
- Les nerfs phréniques, qui sont nerfs des moteurs, sensitifs et neurovégétatifs. Ils ont une action sur la veine cave inférieure et la capsule surrénale droite.
- Et encore : le ganglion stellaire ou ganglion sympathique cervico-dorsal. Le ganglion stellaire est un ganglion sympathique qui fait partie du système nerveux neurovégétatif, ou système nerveux autonome.

04. Le Péricarde

Attention, voici encore un peu d'ANATOMIE :

Le système nerveux autonome SNA ou système neurovégétatif est complètement inconscient, involontaire et indépendant du cerveau et du système nerveux central (SNC), même s'ils sont étroitement liés.
Il s'occupe de la manutention constante du milieu interne de l'organisme, de la nutrition, du métabolisme, de l'adaptation et de la reproduction.
Il assure l'HOMÉOSTASIE, soit l'équilibre métabolique de l'individu.
Il comprend deux systèmes synergiques et complémentaires :
- le système sympathique
- le système parasympathique

UN PEU PLUS POUSSÉ :
(si l'anatomie vous barbe, laissez tomber ! ! !)

Les centres supérieurs neurovégétatifs sont :

- le cortex sous-orbitaire et le cortex pré-frontal : centres régulateurs du psychisme, de la conscience et des fonctions végétatives.

- le thalamus : véritable centrale d'alarme de l'organisme. Reçoit les informations sensitives et sensorielles et les analyse avant de les transmettre au cortex cérébral.

- l'hypothalamus : sous le thalamus et au dessus de l'hypophyse, relié à elle par la tige pituitaire. Il régule le métabolisme de l'eau, le sommeil, la régulation thermique, a une action sur la conscience et un rôle sur le psychisme. Il régule les sécrétions hormonales de l'hypophyse.
Il sécrète l'hormone antidiurétique ou vasopressine qui contrôle l'eau de l'organisme et l'hormone ocytocine, qui est considérée comme l'hormone de l'amour (voir les travaux du Dr. Michel Odent).
Il stimule les contractions utérines pendant l'accouchement et pendant l'orgasme.

- **l'hypophyse** (ou glande pituitaire), recouverte par la dure mère, par la tente du cervelet et par les parois du sinus caverneux.
Vascularisée par des ramifications de la carotide interne.
Chef d'orchestre du système hormonal, elle contrôle : la thyroïde, les glandes corticosurrénales, les gonades, le métabolisme basal, les fonctions sexuelles, la croissance, l'équilibre de l'eau, la lactation.

- **L'épiphyse ou glande pinéale** (Descartes la considérait comme le siège de l'Âme, et le siège du troisième œil dans la culture Hindouiste). Elle sécrète la mélatonine qui inhibe l'action de l'hypothalamus et de l'hypophyse sur les glandes sexuelles, et influence les mécanismes hormonaux de la reproduction : fabrication de spermatozoïdes et cycle menstruel.

- **Les voies de la substance blanche :** voies d'association et de conduction des influx corticaux inter- ou intra-hémisphériques.
Très importants dans la transmission d'influx d'origine psychique ou sensorielle vers les centres supérieurs neurovégétatifs. Entre autres, le corps calleux et le rhinencéphale.

- **La substance réticulée au niveau du tronc encéphallique**, entre les noyaux des nerfs crâniens et les grandes voies ascendantes et descendantes. Elle régule le cycle vigilance-sommeil, ainsi que la concentration et l'apprentissage. Pour activer le cortex mais aussi sélectionner les informations conscientes, il faut se concentrer, et cela se fait grâce à la substance réticulée.

- **Les noyaux neurovégétatifs des nerfs crâniens,** qui, entre autres, régissent les fonctions des nerfs crâniens :
- miose / midriase,
- sécrétion des glandes salivaires et parotides,
- sécrétion de la muqueuse oro-pharyngienne,
- sensibilité de la langue,
- sécrétion des glandes lacrimales,
- sécrétion du mucus nasal.

04. Le Péricarde

Je dois faire une remarque et porter une attention TRÈS spéciale à une star de notre corps, peu connue mais tellement importante :

LE GANGLION STELLAIRE

Il est capable à lui tout seul de nous déglinguer tout le corps, quand le péricarde ne va pas bien !

Anse sous-clavière : Elle sort du ganglion sympathique cervical intermédiaire, descend et entoure l'artère sous-clavière, et va au ganglion sympathique stellaire (cervico-dorsal) juste en dessous.

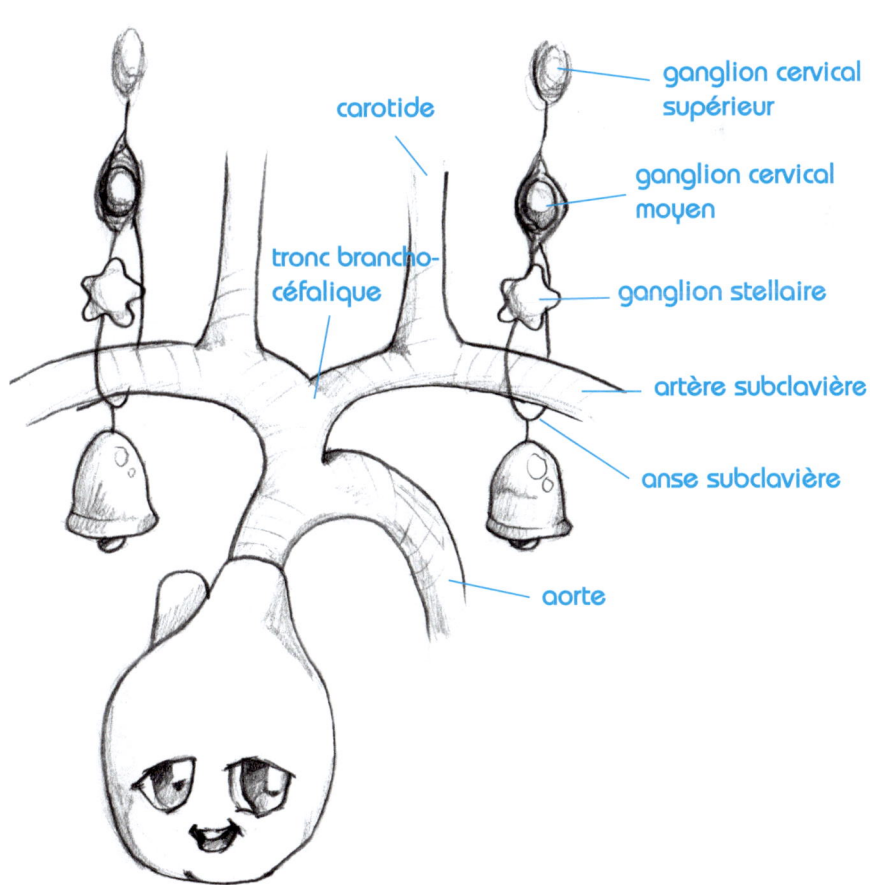

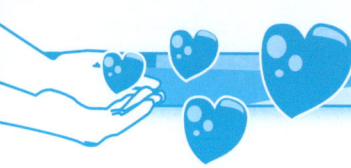

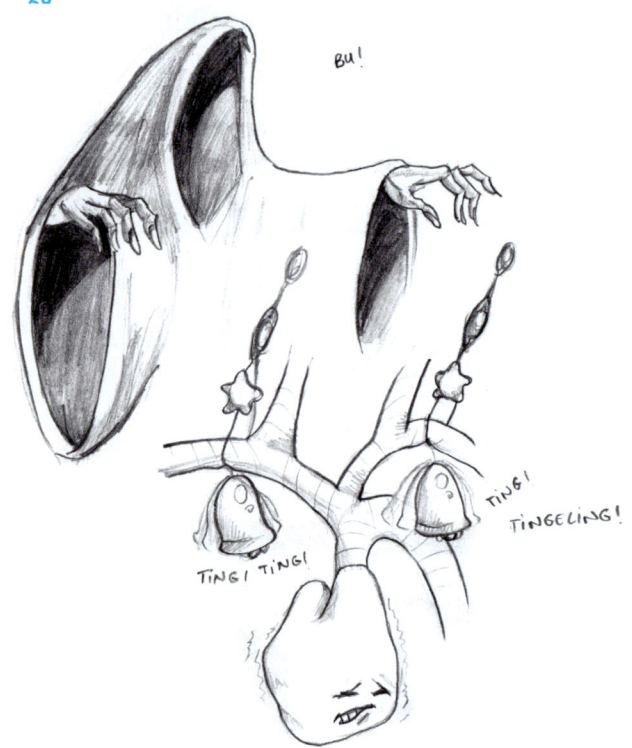

Sur le coup, face à un stress émotionnel, le Péricarde en se rétractant, protège le cœur et nous sauve LA VIE !

Mais...

...en se rétractant, il amène avec lui le tronc brachio-céphalique, qui tire vers le bas l'anse sous-clavière.
Comme une sonnette d'alarme qui réveille tout le système sympathique en commençant par le ganglion stellaire, qui à son tour tire le ganglion intermédiaire. Celui-ci tire le ganglion cervical moyen, qui tire le ganglion cervical supérieur, qui agit sur le tronc encéphalique, les voies d'association, l'épiphyse, l'hypophyse, l'hypothalamus, le thalamus, le cortex, et vers l'amygdale. Voilà le travail !

Ce que je trouvais dans les livres de neurologie sur les voies sympathiques ne correspondait pas avec ce que j'observais sur les patients et sur l'anatomie.
Tout l'entremêlé des filets et des nerfs sympathiques situés juste derrière le péricarde et en-dessous de la crosse de l'aorte, ainsi que l'anse sous-clavière, tout cela est fait pour capter la moindre réaction du péricarde et pouvoir la transmettre instantanément au système limbique.

04. Le Péricarde

Selon la nature ou l'intensité de la traction faite sur l'anse sous-clavière, le ganglion stellaire et le système sympathique seront excités ou inhibés, donnant des symptômes différents.

La moindre émotion fait réagir le péricarde et atteint le système nerveux neurovégétatif, créant une réaction généralisée, plus ou moins intense, avec une décharge massive du système sympathique.

La Voie Royale empruntée par les émotions est directement le Péricarde, qui tire sur les ganglions stellaires, en activant à partir d'eux tout le système sympathique et nerveux.
En observant l'anatomie autrement, nous pouvons nous dire que la nature est merveilleuse.

En résumant et reprenant le schéma du Dr. David Servan Schreiber dans son livre « Guérir », aux Ed. Robert Laffont :

La peur fait réagir le Péricarde (1).
En se rétractant, il tire sur le Ganglion Stellaire (2) qui à son tour envoie une information sympathique au Centre Cardio-respiratoire du Tronc Encéphalique (3). De là, suit vers le Thalamus et arrive enfin à l'amygdale (4) et au cortex cérébral (5).

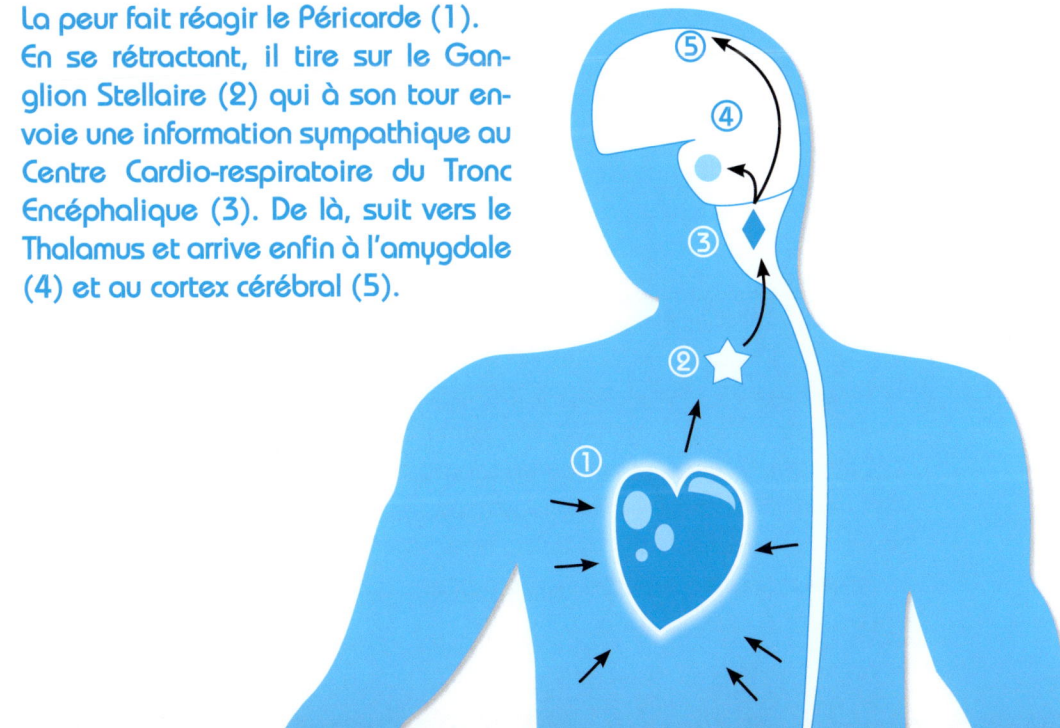

4.6 Quand le Péricarde va, tout va !

mais quand il ne va pas...

Grâce à cette protection rapprochée du péricarde, le cœur est rassuré, tranquille et n'est pas détourné de son travail vital, même dans les cas de fort stress émotionnel.

Le péricarde nous sauve LA VIE sur le moment.

Vu sa situation stratégique, au centre même du corps, il est alors facile d'imaginer comment son mauvais fonctionnement perturbera tous les éléments qui le composent.

> Le fonctionnement du péricarde conditionne l'homéostasie et la mécanique globale du corps, autrement dit :
> « QUAND LE PERICARDE VA, TOUT VA ! »

MAIS...

Face à un choc émotionnel, qui peut être parfois beaucoup plus violent et douloureux qu'un coup de poing sur le sternum, et nous en avons tous fait l'expérience :

1/ le péricarde réagit en se fermant, créant ainsi une rétraction pour se protéger. (Exactement comme la cellule).

2/ Cette rétraction provoque un raccourcissement d'un ou plusieurs des ligaments qui assurent sa fixité.

3/ Cela aura une répercussion directe sur les organes, glandes, vaisseaux, nerfs, membranes, muscles, os, et d'autres éléments voisins et à distance.

Chaque personne réagit différemment face à un même stress émotionnel, comme par exemple un divorce ou un deuil : l'un fait une dépression, l'autre un infarctus, un torticolis, une lombalgie, des vertiges, un nœud à l'estomac, l'autre est constipé, un autre présente des difficultés respiratoires ou de l'asthme, de l'insomnie, un autre encore maigrit, un autre prend du poids, d'autres auront des troubles de la vision, des acouphènes ; certains seront soulagés et respireront enfin, etc.

Vous voyez, chaque être humain est unique et face au même stimuli il réagira à sa façon, selon son vécu, le vécu de ses parents, de ses ancêtres... selon son histoire.

Mais ce qui est intéressant est qu'ils ont tous été touchés au même endroit :

au cœur/péricarde.

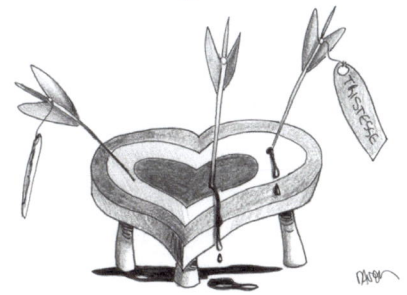

En m'appuyant sur l'anatomie que je viens de vous décrire de façon succincte mais fonctionnelle et que je voudrais claire, je vais vous détailler plusieurs symptomatologies qu'un péricarde en dysfonction (qui ne fonctionne pas tout à fait bien) peut nous donner.

Cette liste est évidemment exhaustive, et comme vous allez le voir, elle inclut des pathologies dites souvent « fonctionnelles », « essentielles » ou « idiopathiques », ce qui en d'autres termes signifie que physiquement ou structurellement, aucune lésion ne peut les expliquer.

L'organe fonctionne mal, mais il n'est pas atteint physiquement.

Statistiquement on dit que 80% des maladies ou des pathologies sont dites « fonctionnelles ».

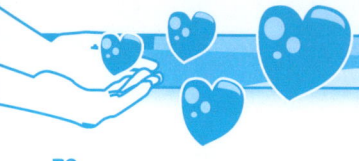

1/ Troubles cardiovasculaires :

- arythmies, tachycardies, extrasystoles, tension artérielle décompensée, hypertension, souffles au cœur.

Tous ces phénomènes sont provoqués par une compression, un étirement, une torsion due à l'insertion du péricarde sur l'aorte et sur les grands vaisseaux, perturbant de ce fait les barorécepteurs et mécanorécepteurs qui se trouvent sur l'aorte, sur la carotide et sur l'artère sous-clavière, et qui agissent sur la pression artérielle et le fonctionnement du cœur. Et aussi par une action neurovégétative directe sur le centre cardio-respiratoire qui se trouve dans le tronc encéphalique. De même par une dysfonction du nerf cardiaque en provenance du ganglion stellaire.

- œdème des bras, paresthésies des mains et membres supérieurs, différences de TA entre bras droit et le gauche.

Principalement par compression du plexus brachial et dysfonction du ganglion stellaire, qui donne un filet nerveux sympathique entourant l'artère sous-clavière, perturbant de ce fait sa motricité. Et aussi par compression de la première côte.

- dilatation de l'aorte intra-thoracique.

Par rétraction des ligaments phréno-péricardiques, qui ferment le diaphragme et compriment l'aorte qui le traverse, ce qui empêche le sang de s'écouler librement en aval, et crée une hyperpression et une dilatation aortique.

- dissection aortique.

L'impact anormal causé par la pression sanguine sur la tunique interne de l'aorte qui est en torsion, peut provoquer avec le temps une dissection aortique.

2/ Troubles digestifs :

- dysphagie, pseudo hernie hiatale, « poids, lourdeur » au niveau de l'épigastre, reflux acides, digestions difficiles, gastrites.

Par compression du péricarde sur l'œsophage, ou directement sur la jonction œso-cardio-tubérositaire.

- **douleur pré-cordiale au moment de la défécation,** par sollicitation du nerf phrénique.
- **sensation de boule dans la gorge,** par tension médiastinale.
- **œsophagite,** par irritation du filet sympathique issu du ganglion stellaire.

3/ Troubles respiratoires :

- **dyspnée, soupirs, difficulté à inspirer en profondeur, point de côté à l'inspiration, toux sèche irritative,** par compression du nerf phrénique et retraction du gril costal.
- **pneumothorax spontané,** le péricarde en se rétractant tire sur les plèvres et les met en tension. Si la traction est très forte, cela peut entraîner un pneumothorax dit spontané.
- **asthme,** aussi par action du nerf phrénique qui est le nerf de l'inspiration.
- **trachéite,** par irritation du filet sympathique issu du ganglion stellaire.

4/ Troubles musculo-squelettiques :

- **douleur sternale,** par rétraction des ligaments sterno-péricardiques.
- **douleur pré-cordiale avec irradiation vers le bras** (similaire à celui de l'angor), par rétraction des ligaments sterno-péricardiques supérieurs qui entraînent les deux premières côtes et compriment les plexus brachiaux.
- **douleurs intercostales,** principalement de la 1ère côte à la 4ème côte, par tension des ligaments vertébro-péricardiques et sterno-péricardiques supérieurs qui ferment les espaces intercostaux en sollicitant les nerfs intercostaux.
- **cervicalgies basses, dorsalgies hautes,** avec la sensation de porter une lourde médaille de pierre, par mise en tension des ligaments vertébro-péricardiques.

- **pseudo-syndrome du canal carpien, ténosynovite des fléchisseurs, syndrome cubital,** suite à une compression de la racine C8 par la première côte.

5/ Troubles hormonaux :

- par étirement / compression de la thyroïde à travers la lame thyro-péricardique.
- par une action sur la symphyse sphéno-basilaire, voie de l'aponévrose pharyngienne avec répercussion sur l'hypophyse et l'épiphyse. Et aussi voie du ganglion stellaire vers l'hypophyse et le thalamus avec incidence directe sur tout le système hormonal.
- par rétraction du ligament phréno-péricardique qui ferme le diaphragme et met en tension avec ses piliers les artères surrénales, qui émergent de l'aorte juste après le diaphragme et au-dessus du tronc cœliaque, ce qui peut, en conséquence, provoquer des troubles surrénaliens.

6/ Troubles immunitaires :

- action directe sur le thymus et par conséquent sur les lymphocytes T, due à une rétraction des ligaments sterno-péricardiques et compression du thymus dans la loge thymique.
- blocage du gril costal et diminution de fabrication dans la moelle osseuse des cellules sanguines, entre autres les lymphocytes B, par une dysfonction des nerfs phréniques et une difficulté à inspirer. Le gril costal réduit ses mouvements normaux de respiration. Petit à petit le patient respire plus superficiellement et de plus en plus par le ventre. La fonction hématopoïétique des côtes en est diminuée (soit 30 % de la fonction globale).
- Diminution de la sécrétion d' immunoglobulines A : elles se trouvent sur la première ligne de défense de l'organisme sur les muqueuses du nez, de la gorge, des bronches, de l'intestin et du vagin.

7/ Troubles lymphatiques :

- **compression de la citerne de Pecquet** par l'action des ligaments phréno-péricardiques sur le diaphragme et sur les piliers.
- **compression de la crosse du canal thoracique** par la 1ère côte gauche suivant une rétraction du péricarde qui entraîne l'artère sous-clavière, ou une rétraction du ligament sterno-péricardique supérieur droit. Cela peut provoquer une stagnation de la lymphe dans le médiastin, augmentant le volume des ganglions médiastinaux.

8/ Troubles posturaux :

- **fausse jambe courte,** tension diaphragmatique transmise aux piliers, avec répercussion sur les psoas, le bassin, le membre inférieur.
- **scoliose, cypho-lordose.**
La colonne s'adapte et suit le péricarde/cœur pour le protéger. Selon les ligaments en rétraction, elle présentera une rotoscoliose à droite ou à gauche, une cyphose plus ou moins prononcée.

9/ Troubles visuels :

« Anisocoria », larmoiement, conjonctivites, perte de l'acuité visuelle, par inhibition ou excitation des filets nerveux sympathiques en provenance du ganglion stellaire.

10/ Troubles auditifs :

- **Acouphènes, hypoacousie fonctionnelle, otalgie...** par action des muscles Scalènes (entre la 1ère et 2ème côte et les apophyses transverses des vertèbres cervicales de C2 à C7, se continuent en amont avec le muscle long de la tête qui s'insère sous la partie basilaire de l'occipital.

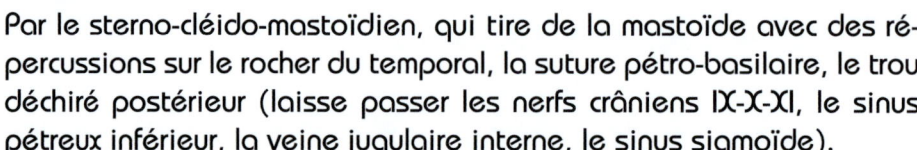

Par le sterno-cléido-mastoïdien, qui tire de la mastoïde avec des répercussions sur le rocher du temporal, la suture pétro-basilaire, le trou déchiré postérieur (laisse passer les nerfs crâniens IX-X-XI, le sinus pétreux inférieur, la veine jugulaire interne, le sinus sigmoïde).

A l'intérieur du rocher se trouve le nerf auditif VIII pair crânien, qui est formé par l'union de deux nerfs : le nerf cochléaire s'occupe de l'audition, et le nerf vestibulaire de l'équilibre.

Les troubles suivants peuvent apparaître en cas de mauvais fonctionnement :

- du nerf cochléaire : surdité de perception
- du nerf vestibulaire : des troubles de l'équilibre et des vertiges.

11/ Troubles neurologiques :

- vertiges, en cas de dysfonction du rocher du temporal, comme on vient de le voir plus haut, avec des répercussions sur le nerf vestibulaire, qui peut donner les vertiges dits de Meunières avec : acouphènes, surdité, vertiges et chutes dues à l'instabilité.
- névralgie faciale, névralgie du Trijumeau, etc.
- convulsions de type épileptique, avec ou sans foyer épileptique, par une mise en tension avec torsion des membranes intracrâniennes qui provoque une compression totale ou partielle du cerveau. Le stress aggravant cette dysfonction peut provoquer l'apparition des convulsions.
- névralgie cervico-brachiale, etc.
- d'autres maladies dégénératives du système nerveux.

12/ Troubles crâniens :

- migraines, migraines ophtalmiques, céphalées, par son insertion sur l'apophyse pharyngienne, donne des répercussions sur la symphyse sphéno-Basilaire.

Par action des scalènes sur le trou déchiré postérieur.

- **malocclusion** : origine émotionnelle, avec action sur le péricarde, qui provoque une lésion crânienne (torsion, compression, etc.), symphyse sphéno-basilaire en extension et fermeture du palais et des sinus maxillaires, etc.

13/ Troubles hématologiques :

- altération de la formule sanguine par dysfonction des côtes et de leur fonction hématopoïétique.
Les côtes font partie des os longs ; à l'intérieur se trouve la moelle osseuse qui fabrique les cellules sanguines. Les 24 côtes fabriquent 1/3 des cellules du sang. A chaque mouvement respiratoire, et surtout à l'inspiration, les côtes bougent et leur fonction hématopoïétique est stimulée. Mais quand le péricarde est bloqué et que le nerf phrénique l'est aussi, les mouvements respiratoires thoraciques diminuent, et les côtes fabriquent moins de cellules sanguines.
Cela peut se traduire par une anémie, ou des altérations des plaquettes ou des globules blancs.

14/ Troubles du comportement :

- tristesse, dépression, angoisse, pessimisme
- envie de mourir
- agressivité
- tête « épaisse », embrumée.

A partir du ganglion stellaire sortent des branches qui accompagnent les vaisseaux et qui vont vers tous les nerfs crâniens, le système limbique et les formations neurologiques supérieures.
Troubles dans la sécrétion de sérotonine et d'autres neurotransmetteurs. Sa dysfonction peut provoquer des troubles au niveau de l'épiphyse et perturber la sécrétion de mélatonine, ce qui entraînerait aussi des :

15/ Troubles du sommeil :

- Réveils fréquents
- Insomnies
- Cauchemars

Quelques observations personnelles

J'ai constaté que beaucoup de patients venaient me voir pour soulager les douleurs de leur charnière cervico-dorsale, avec des diagnostics divers, mais peu précis, comme :

- Fibromyalgie
- Myalgie
- Polynévrite
- Poly-radiculo-névrite
- Neuropathie
  Syndrome dépressif
- Myasthénie

- Polyarthrite rhumatoïde
- Fibrose pulmonaire primitive
- Troubles digestifs, épigastralgies
- Troubles obsessionnels compulsifs
- Traits schizoïdes
- Troubles de comportement
- etc.

Dans tous ces cas, j'ai trouvé le péricarde en dysfonction.

4.7 Le regard d'autres médecines sur le Péricarde

Médecine chinoise

Suite à ce travail, j'ai effectué quelques recherches en médecine chinoise, que je ne connaissais pas du tout auparavant, sur le rôle du péricarde, son rapport avec la première côte et son lien avec les émotions.
Et voilà ce que j'ai trouvé :

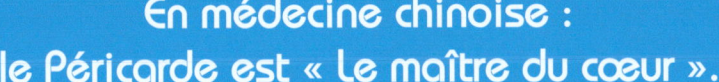

> En médecine chinoise :
> le Péricarde est « Le maître du cœur ».

Je transcris maintenant quelques citations très intéressantes du livre «Les Principes Fondamentaux de la Médecine chinoise» de MACIOCIA :

« LES FONCTIONS DU MAITRE DU CŒUR :

Le Maître du cœur est en relation étroite avec le Cœur. Traditionnellement, les fonctions du Maître du Cœur sont considérées comme celles d'une protection externe du Cœur contre les attaques de facteurs pathogènes externes. Au chapitre 71 de l'Axe Spirituel, on lit : Le Cœur est l'Empereur qui gouverne les cinq viscères Yin et les six viscères Yang : il est la résidence de l'Esprit et il est tellement dur que nul facteur pathogène ne peut s'y installer. Si le cœur est attaqué par un facteur pathogène, l'Esprit souffre et cela peut entraîner la mort.

« Le CŒUR est l'Empereur » et Le Maître du Cœur est l'Ambassadeur :
c'est de lui qui viennent la Joie et le Bonheur. »

« Selon la théorie des Viscères, les fonctions du Maître du Cœur sont plus ou moins semblables à celles du Cœur :

- il gouverne le sang

a/ c'est au niveau du Cœur que s'opère la transformation du Qi des aliments en Sang.

b/ le Cœur est responsable de la circulation.

- il abrite l'Esprit

selon la médecine chinoise, l'activité mentale et la conscience « résident » au Cœur, ce qui signifie que l'état du Cœur a des répercussions sur les activités mentales, y compris sur l'état émotionnel de l'individu. Cinq fonctions sont plus particulièrement affectées par l'état du Cœur :

- l'activité mentale (y compris les émotions)
- la conscience
- la mémoire
- la pensée
- le sommeil

Du point de vue des méridiens, le méridien du Maître du Cœur est tout à fait distinct de celui du Cœur, sa sphère d'influence est bien spécifique et se situe surtout au centre du thorax.

Comme le Cœur, le Maître du Cœur a une influence sur les relations qu'un individu entretient avec les autres, et les points de son méridien sont fréquemment utilisés pour traiter des problèmes émotionnels dus à des difficultés relationnelles. », (pages 104 et 151).

Voilà comment la Médecine chinoise à travers les méridiens, résume exactement les liens du Péricarde que l'on peut observer au niveau anatomique et ses répercussions au niveau physiologique. Avec ce regard, les deux médecines se retrouvent et se complètent.

04. Le Péricarde

Médecine Ayur Védique

En Médecine Ayur-Védique, je n'ai pas trouvé de citation spécifique sur le Péricarde, mais il y a quelques années, j'ai retenu un paragraphe issu du livre du Dr Deepak Chopra : *« Vivre la Santé » (Editions Stanké, Canada 1988)*, qui m'a vraiment interpellée.

Dans ce livre très intéressant, il décrit différents syndromes. Celui qui à l'époque avait retenu particulièrement mon attention, c'est le syndrome du "Burn out".
Il faut dire que quand j'ai lu le livre, je n'étais pas encore plongée dans mes recherches sur le Péricarde mais néanmoins j'avais copié ce texte :

Burn Out

Fatigue, maux de tête, insomnie, lombalgies, troubles digestifs, manque de souffle, rhumes persistants, perte ou prise de poids. Parviennent à survivre en rationalisant leur comportement, en s'absorbant dans des activités et des pensées à caractère obsessionnel. Irritables, tendus, cyniques, cherchant la petite bête.

Voici une belle façon, très simple et complète de décrire un péricarde en dysfonction !

Médecine énergétique

La Médecine énergétique travaille le corps à travers des chakras, Le chakra du cœur est appelé ANAHATA. C'est le centre de l'énergie de l'AMOUR, des émotions supérieures, le centre de l'être essentiel. Ce centre travaille l'archétype de la compassion humaine. Ce chakra se développe, lors d'un changement de conscience, quand l'individu dépasse son être pour se connecter avec autrui.

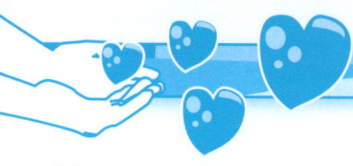

Quand l'énergie émotionnelle est dûment gérée, elle devient AMOUR pur et dévotion. (Bhakti)

C'est au niveau de Anahata qui naissent l'acceptation et l'AMOUR inconditionnel vers autrui, un amour pur et sans attentes. Son état nous montre notre façon de nous mettre en relation avec le monde.

Je cite : "Anatomie de l'esprit" de Caroline MYSS
« LE QUATRIÈME CHAKRA : LE POUVOIR DES ÉMOTIONS
Le quatrième chakra est la centrale électrique du système énergétique humain. Il sert d'intermédiaire entre le corps et l'esprit, et en détermine la santé et la force. L'énergie qui s'en dégage est de nature affective et nous fait progresser sur ce plan. La leçon spirituelle associée à ce chakra vise à nous enseigner comment agir avec amour et compassion et à nous faire prendre conscience que l'énergie la plus puissante dont nous disposons est celle de l'amour.

Emplacement : au milieu de la poitrine.

Lien énergétique au corps affectif et mental : Ce chakra vibre au diapason de nos émotions, celles-ci exerçant une influence beaucoup plus déterminante sur notre qualité de vie que sur les perceptions de l'esprit. Au stade de l'enfance, nous réagissons aux circonstances qui nous sont imposées par un éventail de sentiments divers tel que l'amour, la compassion, la confiance, l'espoir, le désespoir, la haine, l'envie et la peur. Une fois atteint l'âge adulte, un des défis que nous devons relever consiste à atteindre un état émotionnel stable nous permettant d'agir en toute conscience et avec compassion.

Lien symbolique et perceptuel : Le quatrième chakra plus que tout témoigne de notre capacité à « lâcher prise et accueillir Dieu ». L'énergie qui le caractérise nous amène à accepter les difficultés que pose notre développement personnel sur le plan affectif comme faisant partie d'un plan divin, dont le dessein est de faire évoluer notre conscience.

C'est en nous délivrant de la douleur morale et en nous affranchissant du besoin de comprendre le pourquoi des choses que nous parvenons à la sérénité. Cependant, pour atteindre cet état de paix intérieure, il est nécessaire de s'ouvrir à l'énergie bénéfique du pardon et de renoncer à ce besoin de moindre importance qui est comblé par la justice administrée par les humains.

Lien aux sefirôt et aux sacrements : Le quatrième chakra correspond à la sefira de Tif'eret, symbole de la beauté et de la compassion de Dieu. L'énergie qui s'en dégage représente le cœur du Divin - le flot incessant de la force de vie salutaire -. Le sacrement du mariage est en harmonie avec l'énergie du quatrième chakra. En tant qu'archétype, le mariage représente d'abord et avant tout le lien avec soi-même, l'union intérieure du moi et de l'âme.

Peurs fondamentales : La peur de la solitude, la peur de s'engager et de « suivre la voie de son cœur », la peur d'être incapable de se protéger sur le plan affectif, la peur de la faiblesse affective et de la trahison. Une perte d'énergie au niveau du quatrième chakra peut faire émerger des émotions telles que la jalousie, l'amertume et la haine, de même que nous rendre incapables de pardonner, tant à nous-mêmes qu'à autrui.

Forces fondamentales : L'amour, le pardon, la compassion, le dévouement, l'inspiration, l'espoir, la confiance et la capacité d'autoguérison et de guérir autrui.

Vérité sacrée : Le quatrième chakra est le centre du pouvoir du système énergétique humain en vertu de cette vérité fondamentale selon laquelle l'amour est force divine. Bien qu'en général on considère que l'intelligence ou « énergie mentale » est supérieure à l'énergie affective, il n'en reste pas moins que cette dernière constitue le moteur véritable du corps et de l'esprit humain. L'amour dans sa forme la plus pure, c'est-à-dire l'amour inconditionnel, est la substance même du Divin, celui-ci étant caractérisé par la capacité infinie de pardonner et de répondre à nos prières. Le cœur humain est conçu de telle sorte qu'il doit exprimer la beauté, la compassion, le pardon et l'amour : agir autrement va à l'encontre de notre nature spirituelle.

Nous ne sommes pas des spécialistes de l'amour dès la naissance ; nous en faisons l'apprentissage tout au long de notre vie. L'énergie de l'amour est une force pure ; l'amour nous attire tout autant qu'il nous intimide. Il nous met en mouvement, il exerce sur nous son emprise, il nous guérit et nous détruit. L'amour alimente notre corps physique et notre corps spirituel. Chaque épreuve de LA VIE est une leçon sur une facette de l'amour ; la manière dont nous réagissons a des répercussions sur nos tissus cellulaires. Nos choix de vie entraînent

conséquences incontournables sur le plan biologique avec lesquelles nous devons sans cesse composer. »

Encore un autre regard qui explique et complète cette vision de globalité de l'être humain en tant qu'être essentiellement spirituel et énergétique.

4.8 Un peu d'histoire du Péricarde

C'est Claude GALIEN (131-201 av. J.C.) qui découvrit et nomma le péricarde, en provenant du grec « peri »: autour, et « kardia »: cœur, autour du cœur.

Quelques siècles plus tard AVENZOAR (1113-1162) médecin arabe de Córdoba en Espagne, décrivit les péricardites dans son traité Al-theisir.

Le docteur italien Giorgio BAGLIVI (1668-1707), professeur d'Anatomie à Rome, dans son livre "Praxis medica 1696", décrit la calcification du péricarde (concretio cordis) « comme un cœur revêtu d'une enveloppe de ciment ».

En 1673, l'anatomiste français de Montpellier, Raymond VIEUSSENS (1641-1716), décrit les adhésions péricardiques et observa les limitations qu'elles provoquaient sur l'activité du cœur. C'est lui qui décrit la fameuse anse de Vieussens (actuellement nommée anse sous-clavière).

Le premier grand traité sur l'anatomie, la physiologie et la pathologie du cœur, fut écrit par le clinicien français Jean-Baptiste SENAC (1693-

1770), de Versailles. Le Traité de la structure du cœur, de son action et de ses maladies, en deux volumes. Dans le second, parle du péricarde et dit qu'en cas de maladie peuvent se former des adhérences qui auront des répercussions importantes sur sa mécanique.

Giovanni Battista MORGAGNI (1682-1771), médecin italien, fut l'anatomopathologiste le plus important de son époque. Dans son œuvre en cinq volumes sur « Les bases et les causes de la maladie, étudiés sur l'Anatomie », il essayait de faire un lien entre l'anatomopathologie et la clinique, sur 700 cas et autopsies. Il fit le lien entre la dysphagie et la péricardite fibrineuse, et décrit l'épanchement péricardique, les adhérences et les calcifications.

1818-1886 : Le premier a avoir décrit dans un traité, les péricardites constrictives chroniques, fut l'anglais Norman CHEEVERS, dans « Observations on the diseases of the orifice and valves of the aorta » en 1842, il parle des effets compressifs des adhérences péricardiques et comment celles-ci diminuaient tant la systole comme la diastole. Il observa que la péricardite adhésive chronique provoque fréquemment une ascite intense et récurrente.

W. William STOKES (1804-1878) de Londres, dans son livre « The diseases of the Heart and Aorta » cite que le frottement qu'on entend dans la péricardite pouvait s'amplifier si on augmentait légèrement la pression avec le stéthoscope, et même il pouvait disparaître lors d'une forte pression. En plus le frottement pouvait changer d'intensité selon la position du patient, en augmentant en position assise. Il observa aussi que parfois la péricardite précède l'affection des articulations dans la fièvre rhumatismale.

Joseph SKODA (1805-1881) de Vienne mit au point la « Skodaic resonance » pour le diagnostic de l'épanchement péricardique, mais qui sert aussi à déceler cliniquement la péricardite constrictive et le phénomène appelé par lui-même « battement diastolique cardiaque ». Quand le battement cardiaque est accompagné d'une absence de l'impulsion systolique de la pointe, d'une rétraction systolique précor-

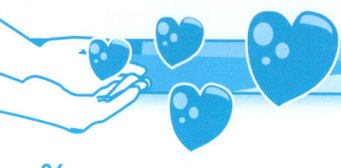

diale et d'une vidange soudaine diastolique des veines cervicales, cela constitue un signe pathognomonique de péricardite constrictive.

Pierre Carl Edouard POTAIN (1825-1901) Français, on lui attribue la description du son protodiastolique adventice de la péricardite constrictive.

Nicolaus FRIEDREICH (1825-1882) Allemand, décrit le collapsus diastolique des veines cervicales dans le péricarde adhérent (signe de Friedreich). Plus tard on a pu enregistrer ce collapsus et voir qu'il présentait une descente rapide et une notable dépression de la portion « y » du pouls de la jugulaire.

Adolf KUSSMAUL (1822-1902) Allemand, il décrit le « pouls paradoxal » dans les péricardites adhérentes (médiatino-péricardites). Le signe de Kussmaul est connu comme une augmentation de la pression veineuse à l'inspiration, qui gonfle visiblement les veines du cou.

Louis RHEN (1849-1930) Allemand et Edmond DELORME (1847-1929) Français, préconisaient la résection chirurgicale des adhérences cardiopéricardiques, dans les péricardites adhérentes.

Friedel PICK (1867-1926) de Prague, décrit le syndrome connu comme « maladie de Pick » : pseudo cirrhose du foie associée à une péricardite adhérente chronique avec affectation médiastinale.

Nils R. FINSEN (1860-1904), lui même atteint de péricardite constrictive et non traitée chirurgicalement. Les premiers symptômes apparurent quand il avait 23 ans, une hépatomégalie, après rétraction systolique à l'apex du cœur, plus tard un rythme de « trot ». A 33 ans apparût une fibrillation auriculaire. Mourut à 44 ans suite à des nombreux épanchements péricardiques et nombreuses paracenthèses.

Ludolf BRAUER (1865-1951) Allemand, dans les cas de médiastinopéricardite conseillait la résection des côtes et des cartilages costaux où se trouvaient les adhérences.

Paul HALLOPEAU (1876-1924) chirurgien français, fit la première péricardectomie partielle, pour soulager une péricardite constrictive. Deux ans plus tard deux chirurgiens allemands Franz von VOLHARD (1872-1950) et Viktor SCHMIEDEN (1874-1945) pratiquèrent la première péricardectomie totale pour améliorer una péricardite constrictive.

Willem EINTHOVEN (1860-1927) hollandais, prix Nobel de Physiologie 1924, développa la science de l'électrocardiographie.

Charles C. THOMAS édita : « THE PERICARDIUM AND ITS DISORDERS » Charles C. THOMAS Publisher Springfield, Illinois, USA 1971 Edition en Espagne 1973 par Ediciones TORAY de Felix M. CORTES.

Dans l'histoire du Péricarde, je n'ai cité que les auteurs qui avaient touché et décrit de plus près les péricardites constrictives, les autres n'étant, à mon point de vue, qu'une conséquence de celles-ci. Ce qui m'étonne dans toute cette histoire, c'est qu'ils ont tous décrit, énuméré, constaté les symptômes,

Personne, à priori, ne s'est interrogé pourquoi le Péricarde se fermait ainsi ?

La seule question qu'à l'évidence tous se posaient est :

Comment vais-je le traiter, ce Péricarde ?
Percer, ponctionner, aspirer, injecter, couper - ou carrément l'enlever ! Pourquoi pas ?

Maintenant que nous comprenons comment le Péricarde réagit et se ferme face aux événements douloureux de notre vie, nous pouvons l'aider à se libérer pour qu'il retrouve son bon fonctionnement et que nous retrouvions la Joie et la Santé.
Nous le ferons avec tout l'Amour et la douceur nécessaires pour le mettre en confiance et soulager ses blessures, afin qu'il puisse s'abandonner et s'ouvrir à nouveau sans peur.

Comment sentir le Péricarde

Si vous vous reconnaissez dans un ou plusieurs des symptômes décrits auparavant, si vous sentez que votre cœur est serré, si on vous a fait des examens et on vous dit que tout est normal, et vous avez mal quand-même, alors vous pouvez essayer de vous libérer petit à petit votre péricarde pour voir si cela vous soulage.

Avant de le libérer, il faut déjà pouvoir le sentir, pouvoir vous connecter avec lui pour s'y familiariser.

Pour cela je vous recommande de faire l'exercice de centrage du chapitre1.

Le faire deux fois par jour c'est idéal pas seulement pour votre péricarde, sinon pour vous poser, vous retrouver et prendre contact avec LA VIE, avec votre essence.

Je reprends le centrage pour sentir LA VIE :
Vous pouvez le faire le matin, ou à un moment de la journée où vous êtes calme, en silence. Asseyez-vous confortablement dans un endroit tranquille et en silence.

Coupez le téléphone.

Prenez votre temps. Vous allez réapprendre à vous abandonner, comme quand vous étiez enfant.

1- Asseyez-vous confortablement, de façon à avoir les pieds bien en contact avec la terre ou le sol, les paumes des mains posées sur vos cuisses sans tension, sans appuyer, tout doux.

2- Cherchez une position confortable pour votre bassin, un bon appui sur vos fesses, le dos droit, les épaules bien relâchées, les cervicales et la tête aussi, les bras souples.

04. Le Péricarde

3- Quand vous vous sentez bien, vous fermez les yeux et respirez profondément et tranquillement.

4- Laissez passer vos idées, vos pensées comme s'il s'agissait d'un film. Regardez-les passer. SANS EFFORT, SANS LUTTER.

5- Portez votre attention sur vos talons, et leur contact avec la terre.

6- Visualisez des racines qui sortent de vos talons et de votre coccyx, qui descendent, puissantes, vers la terre. À chaque expiration elles descendent de plus en plus profondément, jusqu'au centre de la terre.

7- Visualisez, ou sentez cette énergie du centre de la terre, et laissez-la monter par vos racines, traversant vos talons, prenant place dans vos chevilles, vos jambes, votre bassin.

8- Sentez-la grandir dans votre bassin et monter vers le diaphragme, envahir votre cœur/péricarde, votre poitrine, vos épaules.

9- Laissez-la descendre par vos bras en remplissant vos mains, vos doigts, sentez comment ils se gorgent de vie, de vibration. Laissez-la sortir du bout de chaque doigt comme un rayon laser, vers l'infini, sans limites.

10- Laissez-la monter de votre cœur/péricarde vers vos cervicales. Sentez-la pousser la tête vers le ciel, et comment celle-ci devient légère, pleine de lumière et de vie.

11- Laissez-la sortir comme un jet de lumière, du sommet de votre crâne vers le ciel, à l'infini.

12- Là, SAVOUREZ ces instants en vous sentant ENTRE LE CIEL ET LA TERRE, aussi petit qu'une seule cellule, et aussi grand que vous êtes.

13- SANS EFFORT sentez LA VIE passer et traverser votre corps, DE LA TERRE AU CIEL, et du CIEL A LA TERRE. Savourez encore, il n'y a rien à faire.

14- Vous allez porter maintenant votre attention au niveau de votre Péricarde.

15- Sentez l'énergie qui vient de la Terre, traverser vos talons, vos chevilles, vos jambes, votre bassin votre diaphragme et sentez-la arriver dans votre Péricarde.

16- Laissez votre Péricarde se gorger de Vie, se gonfler, se remplir, … savourez.

17- Sentez LA VIE qui vient du Ciel, qui traverse le sommet de votre crâne et descend par les cervicales jusqu'au péricarde, là elle se mélange avec celle qui vient de la Terre. Laissez-les danser dans votre poitrine, sentez la chaleur et le mouvement.

18- Savourez, savourez

Maintenant vous êtes prêts à sentir :
1- Placez votre main droite au milieu de votre poitrine et votre main gauche sur la main droite.

2- Les mains sont croisées l'une sur l'autre au milieu de la poitrine.

3- Portez votre attention sur le Péricarde. Dans vos pensées seulement « péricarde ».

4- Vous pouvez lui demander : « Péricarde montre-moi ton mouvement » et vous suivez.

5- Vos mains vont flotter sur lui comme un bouchon sur l'eau, souples et légères, bien collées à lui pour le suivre au maximum de l'amplitude de son mouvement.

04. Le Péricarde

6- Dansez avec lui, sans peur, sans retenue.

7- Vous sentirez quand il se libère, un soupir, une respiration profonde... des émotions qui viennent.

Et surtout :

ABANDONNEZ-VOUS, sans lutter,
et ne vous inquiétez pas,

IL N'Y A RIEN A FAIRE

seulement suivre le mouvement et se laisser porter.

Faites cet exercice autant de fois que vous le croyez nécessaire, il ne vous fera que du bien. Et surtout faites-le dans des moments de stress, quand vous sentez qu'une situation, un mot, un regard, une nouvelle, une image, etc. vous a touché ou serré votre cœur.

* Note de l'auteur : Mon deuxième livre «Le Secret du Coeur» contient un DVD avec une méditation avec laquelle je vous accompagne, pour vous libérer le Péricarde.*

En cas d'urgence, pas de panique !

Faites-le si vous avez une douleur à la poitrine et si vous avez peur que cela soit une crise cardiaque. Pendant que vous attendez le médecin ou l'ambulance respirez calmement et profondément, posez vos mains sur votre cœur et libérez-le en le tranquillisant, vous pouvez même lui parler en lui racontant la raison de votre stress et pourquoi il a réagi de telle façon. Dite-lui MERCI, MERCI, MERCI.

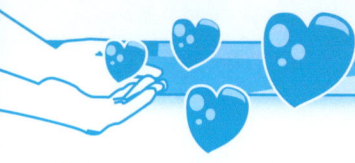

Conclusion

Quand on nous fait un diagnostic grave sur notre santé, nous avons tendance à penser :
- Pourquoi cela m'est-il arrivé à moi et non à mon voisin ?
- moi qui mène une vie « saine », réglée, qui mange correctement, qui suis gentil, etc.

Il se peut que ce soit l'Etre humain qui sommeille en nous, qui devient malade, quand nous perdons notre essence, notre centre, notre sens… ou quand nous blessons notre cœur en l'ignorant, l'oubliant, le niant, en nous réfugiant dans la raison pure.

> Quand notre âme souffre,
> **c'est notre cœur/corps qui est malade.**

Quand je m'éloigne de mon Âme, de mon chemin de Vie, de ma mission sur cette terre :

- je ne me sens pas bien dans ma peau…
- je suis à coté de mes pompes…
- Je suis décalée…
- Je suis hors de moi…
- Je suis mal…
- et j'ai mal à l'âme…

En réalité, la MALADIE c'est le MAL-à-DIEU,
mon Âme est enfermée, attrapée, diminuée, bloquée
à l'intérieur de mes cellules, mes organes, et
son potentiel divin, illimité, est compromis.

05. Conclusion

Le Péricarde fait le lien entre l'Âme, le cœur et le corps.

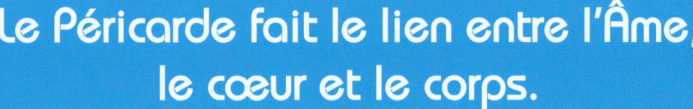

1/ Je commence à être malade (mal-à-Dieu) quand mon corps ne fait pas ce que mon Âme doit faire :
- ceci provoque un décalage entre mon corps spirituel et mes corps énergétiques, car mon corps doit être au service de mon Âme.

2/ Quand la circulation énergétique est perturbée, C'est la circulation de LA VIE qui est perturbée :
- ceci provoque un dérèglement de mon corps émotionnel qui retentit directement sur le Péricarde et le système neuro-hormonal.

3/ Quand notre système neuro-hormonal est en dysfonction (c'est-à-dire qu'il ne fonctionne plus correctement) :
- nous nous sentons fatigués, perturbés, altérés.
- par la suite, apparaissent des troubles dans notre système métabolique qui aurons une répercussion sur notre système viscéral.

4/ Le mauvais fonctionnement de nos viscères et de nos organes vitaux :
- provoque un dérèglement de notre système musculo-squelettique (muscles, os et articulations) et en général c'est à ce moment que nous commençons à avoir mal par ci ou par là.

Le système musculo-squelettique sert de protection et de soutien des organes vitaux, il est à leur service.
En définitive les os, les muscles, les tendons et les articulations sont les derniers de la chaîne !

Et c'est sur eux qu'on s'acharne le plus... !

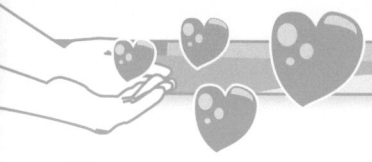

Donc...

Le PÉRICARDE est la principale porte d'entrée des émotions, avec les organes des sens, évidemment.

Si je ne veux pas voir des images qui me font du mal, je ferme les yeux ou je me crée une maladie qui m'empêche de les voir.
Si je ne veux pas entendre des mots qui me blessent, je me bouche les oreilles ou je me crée une maladie qui m'empêche de les entendre.
Si je ne veux pas sentir des odeurs qui m'incommodent, je me bouche le nez.
Si je ne peux pas « sentir » quelqu'un, alors je me crée une maladie qui m'empêche de sentir.
Si je ne veux pas qu'on me touche, je me protège, je m'enferme, je m'isole ou je me crée une maladie de façon que personne n'ait envie de me toucher.
Quand mon cœur a été blessé par manque d'amour, par l'abandon, par la séparation, les deuils... alors mon péricarde le protège en se fermant et se durcissant comme un bouclier, de façon que les émotions ne puissent plus l'atteindre, comme ça je ne souffre plus.

Mais quand je me ferme à l'ÉMOTION et aux sentiments, je me coupe de mon essence. Alors au lieu de vivre et vibrer, je commence à survivre.

Je deviens comme un robot, sans peine ni gloire.

05. Conclusion

Quand notre Péricarde / cœur est libre, léger, ouvert, souple…
Nous sommes naturellement enclins

à la solidarité,   au respect,
l'amitié,   à la joie,
à la compassion,   et en somme à…

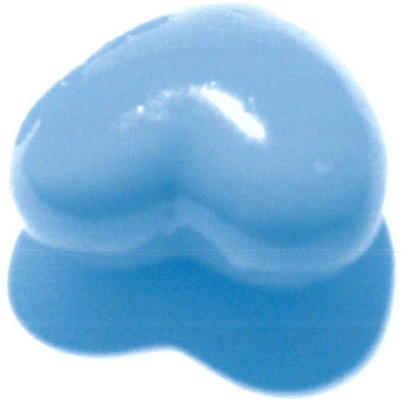

L'AMOUR.
NOTRE ESSENCE ORIGINELLE.

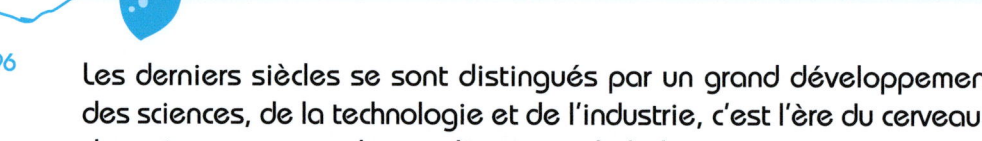

Les derniers siècles se sont distingués par un grand développement des sciences, de la technologie et de l'industrie, c'est l'ère du cerveau : des raisonnements, des applications, de la logique, etc.

Je sens qu'actuellement c'est l'ère du cœur qui commence : l'ère des émotions, de l'Amour, du partage, du respect pour l'être humain que nous sommes, pour les autres êtres vivants, et pour LA VIE dans toutes ses manifestations.

Il est temps que le cœur retrouve sa place, non seulement en tant qu'organe vital par excellence par sa fonction de pompe cardiaque, mais encore comme élément essentiel pour notre équilibre, et pour LA SANTÉ.

Retrouver Notre cœur qui reçoit et gère les émotions, qui fait le lien entre les différents éléments et systèmes de notre corps, entre notre corps spirituel et notre corps physique et qui nous relie énergétiquement à tous les autres êtres vivants, et à l'univers.

Pour aider et participer à ce mouvement universel d'Amour, nous avons crée :

Le Front Populaire de Libération du Péricarde

Un clin d'œil pour les thérapeutes des différents pays, libérateurs de péricardes et de LA VIE en général.

FRONT : puisqu'il avance tous azimuts là où LA VIE nous mène.
POPULAIRE : car il est à portée de tous, par sa simplicité et sa profondeur. Et évidemment ouvert à tous ceux qui veulent se joindre à nous sur ce chemin merveilleux qui consiste à libérer LA JOIE.

Nous ne sommes liés à aucune idéologie politique, culturelle, sociale ou religieuse.

Tout simplement, nous aidons les péricardes à se libérer, pour que chacun puisse se relier à son essence, avec sa conscience, et trouve son propre chemin.

THÉRAPEUTE éthymologiquement signifie serviteur de Dieu, c'est-à-dire serviteur de **LA VIE**.

Voici le manifeste du Front Populaire de Libération du Péricarde :

Libérer **LA VIE**, c'est libérer la joie. C'est libérer l'énergie vitale, l'humanité, c'est-à-dire notre essence d'être humain.

Libérer **LA VIE**, c'est libérer la lumière qui nous aide à y voir clair, pour ne pas nous perdre, ni nous éloigner de notre chemin.

Libérer **LA VIE**, c'est libérer cette vibration subtile qui nous fait savourer nos actes et nos sens et en jouir pleinement.

Libére **LA VIE**, c'est aussi nous affranchir de notre intellect omniprésent qui nous fait voir les choses de son point de vue logique, carré, dogmatique, sans fantaisie.

Libérer **LA VIE**, c'est libérer notre cœur de tous ces freins intellectualo-sociolo-politico-religieux que nous traînons depuis notre plus tendre enfance et qui nous empêchent d'accéder à SA sagesse ancestrale, innée, allant au-delà des connaissances et des apprentissages culturels ou intellectuels.

VIVE LA VIE !
VIVE LE PÉRICARDE LIBRE !

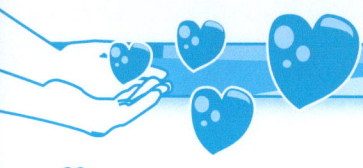

Bibliographie

FELIX M. CORTES
Enfermedades del Pericardio
Ed. TORAY

ISSARTEL L. et M.
L'Ostéopathie exactement
Ed. Robert Laffont, 1983

TRICOT P.
L'Ostéopathie, une thérapie à découvrir
Ed. Chiron, 1988

TRICOT P.
Ostépathie, Libére La Vida
Ed. Chiron, 1992

ANDREW TAYLOR STILL
Autobiographie
Académie d'Ostéeopathie de France, 1998

ROULIER G.
L'Ostéopathie, deux mains pour vous guérir.
Ed. Dangles, 1987

MASARU EMOTO
Los Mensajes del Agua
Ed. La Liebre de Marzo

NETTER F.
Atlas d'Anatomie humaine
Ed. Novartis, 1989

ROUVIERE H. et DELMAS A.
Anatomie humaine
Ed. Masson, 1991

DELMAS A.
Voies et centres nerveux
Ed. Masson, 1991

SILBERNAGL et DESPOPOULOS
Atlas de poche de Physiologie
Flammarion, 1979

NADER T.
La physiologie humaine l'expression du Véda

BRICOT B.
La reprogrammation posturale globale

PICANIOL G.
Les manipulations vertébrales

CORMAN L.
Visages et caractères
Ed. Puf, 1989

LOWEN A.
El amor, el sexo y la salud del corazón
Ed. Herder, 1997

G. DAVID et P. HAEGEL
Embryologie
Ed, MASSON

Ghislaine SAINT-PIERRE LANCTÔT
La mafia médicale

Ghislaine LANCTÔT
Que diable suis-je venue faire sur cette terre ?

Dr. Bernardo FERRANDO
Flores del mburucuyá de la sierra

CAROL MYSS
Anatomie de l'esprit
Livre de Poche.

CHOPRA D.
Vivre sa santé
Ed. Stanké

David SERVAN SCHREIBER
Guerir
Robert Laffont

LIEVEGOD B.
Las etapas evolutivas del niño
Ed. Rudolf Steiner, 1999

CHOPRA D.
La santé parfaite

CHOPRA D.
Le corps quantique
Ed. Altess, 1990

SINOUÉ G.
Le livre des sagesses d'Orient
Ed. 1, 2000

BEINFIELD H. y KORNGOLD E.
Entre cielo y tierra
Ed. Lievre de marzo, 1991

MACIOCIA G.
Les principes fondamentaux de la médecine chinoise
Ed. Satas, 1992

Sommaire

Introduction	06
Chapitre 1. La Vie	**16**
1.1. Qu'est-ce que LA VIE ?	18
1.2. L'eau, source de VIE	24
1.3. Le mouvement de LA VIE	26
1.4. Peut-on sentir LA VIE ?	29
1.5. Comment "sentir" LA VIE ?	30
Chapitre 2. La Cellule	**34**
2.1. Un peu de Biologie	36
2.2. Lois Biologiques Fondamentales	37
Chapitre 3. La peur	**42**
Chapitre 4. Le péricarde	**48**
4.1. Pourquoi le péricarde ?	50
4.2. LE PÉRICARDE, qui est celui-là ?	54
4.3. A quoi sert le péricarde ?	56
4.4. Où se trouve le péricarde ?	59
4.5. Un peu d'anatomie	60
4.6. Quand le Péricarde va, tout va !... ...mais quand il ne va pas...	70
4.7. Le regard d'autres médecines sur le Péricarde	79
4.8. Un peu d'histoire du Péricarde	84
4.9. Comment sentir le Péricarde	88
Conclusion	92

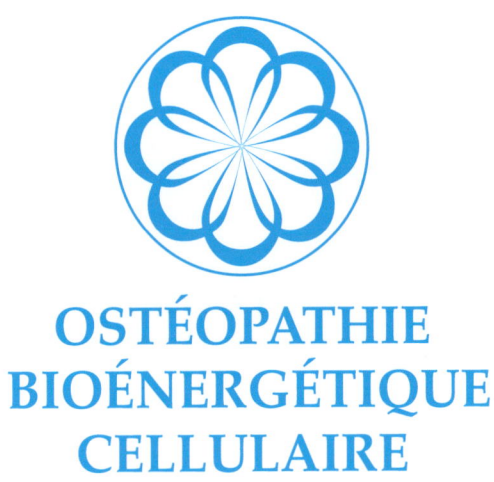

OSTÉOPATHIE BIOÉNERGÉTIQUE CELLULAIRE

Grâce aux recherches scientifiques sur le Coeur-Péricarde, développées dans cet ouvrage, et à toutes mes expériences personnelles et professionnelles, mon deuxième livre est né fruit de ma passion pour la Vie et pour La Magie:

« Le Secret du Coeur »

C'est un livre fait main, une auto-édition spéciale limitée, disponible en espagnol et en français sur le site :

www.vivalavida.org
montserratgascon@yahoo.es

Vive le Péricarde libre !

© 2006, 2010, 2011 Montserrat Gascón Segundo
c/ Llevant 74 - 6° 2°, 08402 Granollers, Barcelona
0034 93 861 36 00
montserratgascon@yahoo.es

www.vivalavida.org

Tous droits réservés

Création,
Montserrat Gascón Segundo et Oriol Martinez Gascón
Première édition Française : Novembre 2006
Deuxième édition Française : Mars 2010
Troisième édition Française : Octobre 2011

ISBN: 978-28-106217-0-5

Production et éditeur

Éditions : Books on Demand GmbH,
12/14 Rond-Point des Champs-Élysées, 75008 Paris, France
Imprimé par Books on DemandeGmbH, Norderstedt, Allemagne

Dépôt légal : novembre 2011

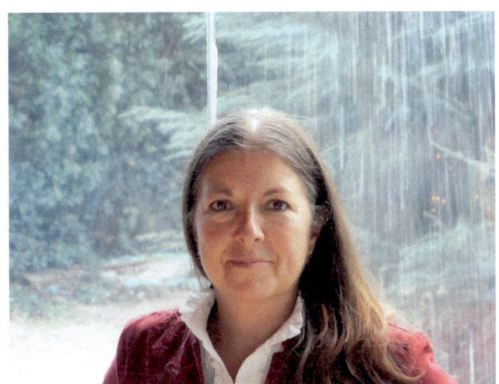

Montserrat Gascón, JE SUIS pure énergie qui expérimente la Vie à travers mon corps.
Thérapeute*, institutrice, infirmière, professeur de morphopsychologie à la Société Française de morphopsychologie du Dr.Louis Carman à Paris et ostéopathe diplômée à Aix-en-Provence.

Créatrice de l'Ostéopathie Bioénergétique Cellulaire.

Avec plus de trente ans d'expèrience dans le monde des soins, j'ai travaillé dans des hôpitaux et des cliniques de différents pays. Actuellement, je parcours le monde en donnant des cours et des conférences sur cette nouvelle façon de voir la santé et la Vie, en Espagne, Suisse, France, Canada, Italie, Belgique, Uruguay, Sénégal, Mexique, Guatemala, et d'autres pays.

*Thérapeute, éthymologiquement signifie «serviteur de Dieu», c'est-à-dire serviteur de la Vie.